Joachim Schrievers   SCHÄTZE DES SHIATSU

Joachim Schrievers

SCHÄTZE DES SHIATSU

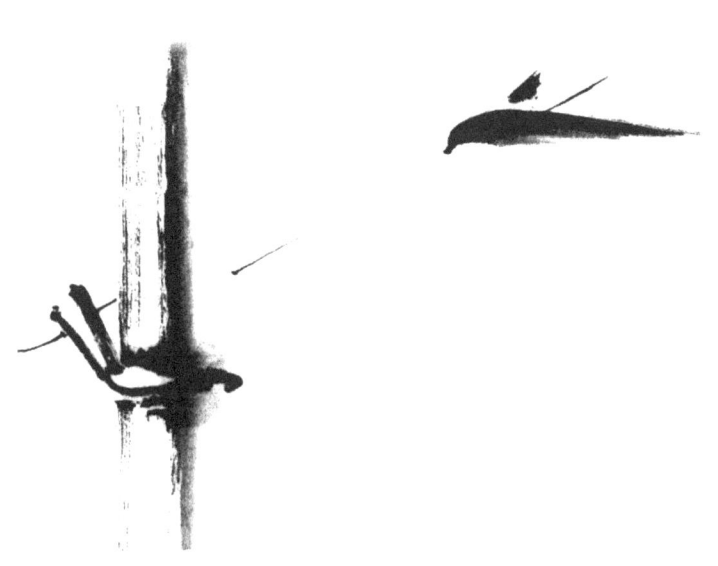

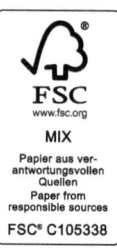

Bibliografische Information der Deutschen Nationalbibliothek:
Die Deutsche Nationalbibliothek verzeichnet diese Publikation
in der Deutschen Nationalbibliografie; detaillierte bibliografische
Daten sind im Internet über dnb.dnb.de abrufbar.

Herstellung und Verlag:
BoD – Books on Demand, Norderstedt
ISBN: 9783744832984

Inhalt

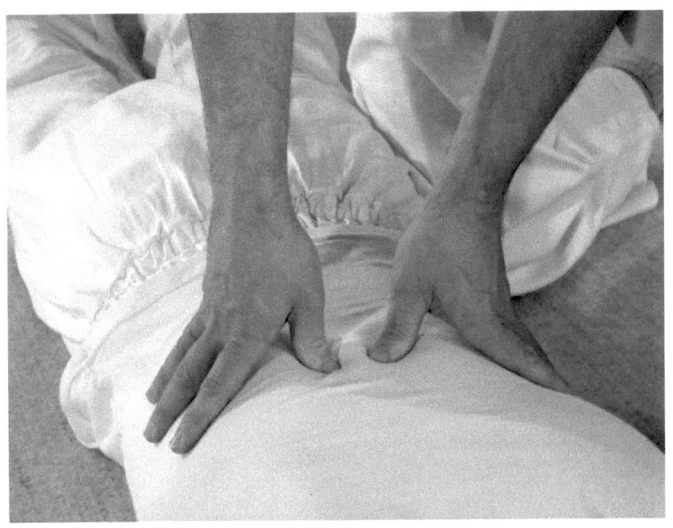

EINFÜHRUNG

Schätze des Shiatsu

In diesem Büchlein geht es um die Schätze des Shiatsu, nicht um die, die wir in der Literatur finden, sondern um die Schätze, die Shiatsu-Klientinnen und Klienten selbst in ihren Behandlungen gehoben haben. Zutage gefördert wurden sie in ca. 90 Tiefeninterviews, in denen sie inspiriert durch sechs einfache Leitfragen über ihre Erfahrungen und Erlebnisse im Shiatsu berichtet haben. Die Fragen waren bewusst so offen gehalten, dass sie ein möglichst großes Spektrum an Antworten zuließen, auch ganz verrückte Erfahrungen sollten hier Raum haben beschrieben zu werden.

Shiatsu (wörtl. *„Fingerdruck"*) ist eine Behandlungskunst, die vor etwa 100 Jahren in Japan entwickelt wurde. Sie wird traditionell auf einer Matte am Boden am bekleideten Körper ausgeübt, kann aber auch auf einer Liege oder einem speziellen Behandlungsstuhl angewandt werden. Shiatsu ist ein Dialog mit der Lebenskraft. Großflächige und punktuelle, in die Tiefe gerichtete Berührungen regen die Lebenskräfte (*Ki*, *Qi*) an und unterstützen sie in ihrer Entfaltung.

Ich möchte nicht viel über den theoretischen Hintergrund von Shiatsu schreiben. Der daran interessierte

Leser kann sich darüber in der reichlich vorhandenen Literatur informieren. Hier soll es vielmehr um die Erlebnisse und Erfahrungen gehen, die Klienten in und nach Shiatsu-Behandlungen gemacht haben. Die kursiv und eingerückt gedruckten Zeilen sind unverändert übernommene Zitate. Ich habe sie den Interviews entnommen und sie lediglich den wesentlichen Themen entsprechend neu geordnet und zusammengestellt. Das war nicht ganz einfach, weil vielfach Veränderungen beschrieben wurden, die mehrere Themenbereiche auf einmal umspannten. Hier wird deutlich, dass Shiatsu nicht speziell auf die Behebung der einen oder anderen Beschwerde ausgerichtet ist, sondern auf die Stärkung des ganzen Körper-Geist-Seele-Systems.

Meine Kommentare sollen helfen, das beschriebene Geschehen – soweit wie möglich – zu begreifen. Obwohl ich dabei aus nunmehr fast 40 Jahren hauptberuflicher Beschäftigung mit Shiatsu schöpfe, kann ich nicht behaupten, alle Geheimnisse des Shiatsu gelüftet zu haben, ganz im Gegenteil: Je tiefer ich eindringe, desto geheimnisvoller erscheint es mir. Das liegt wohl auch daran, dass das, was Klienten im Shiatsu erleben, nicht immer in die Kategorien passt, in denen wir gelernt haben zu denken. Meine Kommentare stellen also keine wissenschaftlich bewiesenen Theorien dar, sondern den Versuch, in Form von Denkmodellen ein Geschehen zu verstehen, das sich im Grunde nur in der Erfahrung erschließt und mit dem Verstand nicht wirklich erfasst werden kann.

Erlauben Sie mir zum Schluss noch eine Bemerkung zum Umgang mit der deutschen Sprache. Im Shiatsu sind ca. 80% der Praktizierenden weiblich, also sollte ich auch durchgehend die weibliche Form (Praktikerin) benutzen. Ich selbst bin aber ein Mann, und es kommt mir komisch vor, ausschließlich die weibliche Form zu benutzen. Lange habe ich es mit dem großen „I" probiert (PraktikerIn), das männlich und weiblich einschließt, aber das klingt etwas „gestelzt" und nimmt dem Text meinem Gefühl nach oft den Fluss und die Wärme. Ich habe mich entschieden, in diesem Buch die männliche und weibliche Form abwechselnd zu benutzen. In der Kultur, die Shiatsu hervorgebracht hat, gibt es dieses Problem interessanterweise nicht: Im Japanischen finden sich keine geschlechtsspezifischen Unterscheidungen. Wo wir im Deutschen ein „Entweder-Oder" haben, steht im Japanischen ein „Sowohl-als-auch". Dies scheint mir charakteristisch zu sein, nicht nur für die Sprache, sondern auch für das im Shiatsu beschriebene Erleben.

Ich wünsche Ihnen viel Freude beim Lesen!
Joachim Schrievers

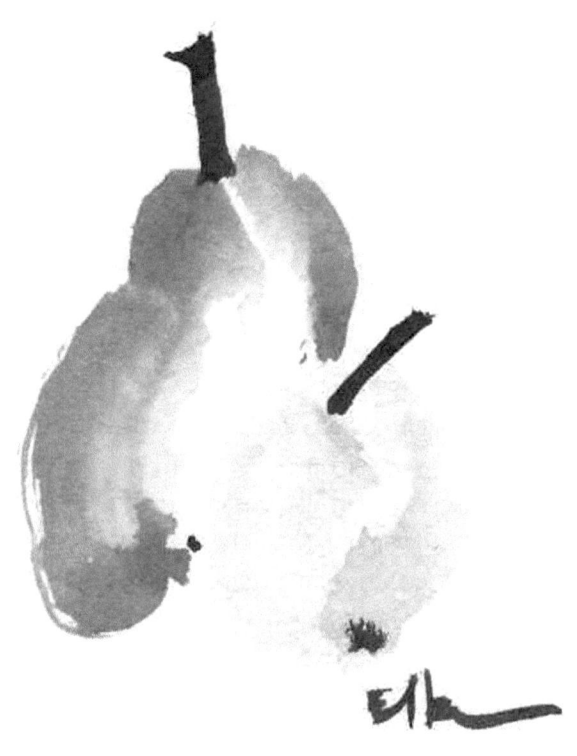

Den Körper wahrnehmen

„Shiatsu ist wie eine Reise in den Körper."

„Mein Körperbewusstsein wurde geschult; ich habe gelernt, auf den Körper zu hören. Daraus hat sich eine andere Lebenshaltung entwickelt."

„Zudem wird mir mein Körper bewusster: Zonen, Regionen, Körperbereiche… spüre ich während der Behandlung sehr intensiv – ich merke, ‚das gehört zu mir, das ist etwas Gutes', z.B. ‚Ja, Hand!' Das ist wie ein ‚Ja' zu den berührten Bereichen."

„Mein Köpergefühl hat sich verändert. Ich fühle mich mehr IM Körper, ich fühle mich verbundener. Ich schenke verschiedenen Körperstellen mehr Aufmerksamkeit."

„Hier ist der Körper endlich mal wichtig. Mich erstaunt oft, wie unterschiedlich sich manche Punkte in meinem Körper anfühlen und wie der Druck auf diese Punkte in weit entfernte Körperzonen ausstrahlt. Ich kann eine Wirkung der Berührung unmittelbar spüren und mich mit meinem Körper verbunden fühlen."

„Shiatsu hat bei mir eine für mich nicht erklärliche
Wirkung auf den ganzen Körper, auch wenn nicht alle
Körperbereiche behandelt wurden.
Danach eine große Veränderung in meinem Körper,
zumeist wohlige Müdigkeit, teils auch das Gefühl von
Muskelkater und abfallender Anspannung, vor allem
gedanklich. "

„Shiatsu hat mich positiv ermutigt, meinen Körper als
‚zu Hause‘ zu betrachten. Durch Shiatsu bin ich
erstmalig richtig in meinen Körper reingekommen und
das hat meine Präsenz erhöht, und das hat letztlich zu
mehr Erfolg geführt, da die Bereitschaft entstanden ist,
mich körperlich sichtbar zu machen. "

„Ruhe, erdige Schwere, spüre meinen Körper.
Die Füße stehen auf dem Boden. Ruhe und Frieden –
Genuss... Ankommen bei mir selbst.
Am Anfang war das Körperliche – dann konnte sich
mein Inneres bewegen...
Ich fühle mich nicht mehr so leer,
bin gefüllt, fühle mich wieder ausgefüllt. "

„Der Haupteffekt war, dass ich mein Körpergefühl
wieder gefunden habe, dass ich durch Atmung
und bewusste Muskelentspannung
heute selber besser entspannen kann.
Ich nehme ‚Zipperleins‘ besser wahr und kann dann
selber besser ‚gegen-steuern‘. "

*„Ja, ich bin besser drauf und habe dauerhaft
ein besseres Körpergefühl. Verspannungen lösen sich
und lassen nach. Ich erlebe eine stetige, langsam
ansteigende Veränderung. Ich bin freier und
beweglicher in den Gelenken. Das Gefühl ist wie Tag
und Nacht gegenüber dem Anfang!"*

*„Das Bewusstwerden und Spüren des eigenen Körpers
wurde von Mal zu Mal besser.
Ich kann mich besser abgrenzen... Ich sehe Shiatsu
als Stärkung in allen Lebensbereichen."*

*„Durch die Erfahrungen im Shiatsu bin ich noch
bewusster im Umgang mit dem ganzen Körper.
Ich kann jetzt auch mehr Bezüge von Emotionen zu
meiner körperlichen Verfassung herstellen."*

*„Beim Shiatsu kann ich mich ganz auf den Körper
konzentrieren und ich fühle, wie sehr ich genau
das brauche. Es ist, als würde ein lang
bestehender Mangel in mir Zuwendung finden.
Dieser Mangel wird aufgefüllt."*

Shiatsu-Berührungen bewegen sich in einem großen
Spektrum: Sie können punktuell und kräftig oder großflächig und sanft sein. Das entspricht in einem Gespräch der Wortwahl. Sie können aber auch ganz unterschiedliche energetische Qualitäten haben, das ent-

spricht in einem Gespräch dem Tonfall. Die Worte wählen wir meist bewusst, während sich im Tonfall eher das Unbewusste zeigt: unsere innere Gestimmtheit und Gefühlsreaktionen, unsere innere Haltung und vielleicht auch unsere unbewussten Absichten. Während wir die Worte mit dem Verstand greifen und analysieren können, kommen wir an die im Tonfall enthaltenen Informationen über ein gutes Gespür und eine gute Intuition. Ähnlich verhält es sich mit den verschiedenen Berührungsqualitäten. Bei den meisten Klienten entwickelt sich mit der Zeit ein *Gespür* für die unterschiedlichen Berührungsqualitäten und damit einhergehend eine verbesserte Wahrnehmung des eigenen Körpers.

Wenn wir genau hinschauen, ist es aber gar nicht der Körper, der besser wahrgenommen wird, sondern das Leben im Körper oder wir könnten auch sagen, die Seele. Im beseelten Körper sind Materie und Geist miteinander vereint. Im unbeseelten Körper findet kein Stoffwechsel mehr statt und es gibt auch keine Empfindungen mehr. Das, was wir in unserer Kultur *Seele* nennen, macht ein lebendiges Körpererleben erst möglich. Die Seele ist der Träger unseres Erlebens. Ihre Aktivität durchdringt den ganzen Körper bis in die tiefsten Regionen, bis in den Stoffwechsel einer jeden Zelle und sie ist das, was uns empfinden und fühlen lässt.

Über den Körper die Seele berühren

„Die Art der Berührung geht
in die Tiefe und berührt die Seele."

„Das Wesentliche am Shiatsu ist die Mischung und
Kombination, dass das Seelische mit dem Körperlichen
in Berührung geht, es sich gegenseitig heilen kann –
das Wechselspiel zueinander,
dass das eine dem anderen hilft."

„Shiatsu wirkt einerseits viel körperlicher[als
Meditation] und andererseits erreicht es meine Seele."

„Im Shiatsu werden über den Körper die Seele und der
Geist im Sinne von Lebenshaltung berührt. Wichtig ist,
dass der Einstieg über den Körper geht. Die Shiatsu-
Berührung ist für mich eine ‚reine Berührung',
ohne Öle usw., auf der Kleidung, senkrecht in die Tiefe
des Menschen – einfach und klar.
Shiatsu löst Stellen mit Schmerzen, von denen ich
vorher nicht wusste, dass ich sie habe und Shiatsu
öffnet auch andere Erfahrungsräume."

„Im Shiatsu trainiere ich eine Geisteshaltung des
Annehmens des Schmerzes, mich dem Schmerz zu
öffnen. Über den Körper wird die Seele berührt."

„Ich habe immer empfunden, dass auf einer tiefen

Ebene ein Kontakt von Seele zu Seele stattfindet,
aber so tief, dass es schon wieder unpersönlich ist.
Ich hätte mich darauf nicht einlassen können, wenn es
persönlich geworden wäre."

„Durch Shiatsu entwickelte ich die Fähigkeit, mich
über den Körper hinaus auszudehnen und den Körper
nicht mehr als Käfig zu betrachten, sondern als
Möglichkeit, mich über meinen Körper hinaus aus-
zu-dehnen, bis hin zur Seele."

Den Begriff *Seele* verstehen wir am besten, wenn wir
nicht allzu viel über ihn nachdenken. Für die Wissenschaft ist es ein schwieriger Begriff, weil er nicht wirklich zu fassen, nicht klar zu definieren ist. Aber auch
wenn die Seele sich der Wissenschaft und unserem
Verstand weitgehend entzieht, können wir sie doch erfahren.

Wenn wir von Seele sprechen, meinen wir unser Inneres bzw. Innerstes, unsere Tiefe, unsere eigentliche
Identität, das, was uns ausmacht, unsere Gefühle und
vielleicht auch den göttlichen Funken, der unserer Seele innewohnt.

Im Shiatsu sind Körper und Seele nicht getrennt – weder im Bild der Behandlerin, noch im Erleben der Klientin. Hier betreten beide zusammen einen Erfahrungsraum, in dem Körper und Seele sich verbinden bzw.
ihre Verbundenheit sich offenbart. Die Seele zu erfah-

ren heißt erkennen, dass wir mehr sind als ein Körper mit allerlei biologischen Funktionen.

Abschalten und ‚Runterfahren‘

„Abschalten zu können nach einem
stressigen Tag ging mit Shiatsu so gut, wie ich es bisher
nicht kannte. Das Gefühl, sich verlieren zu dürfen und
Kontrolle abgeben zu können,
war neu und eine durchweg angenehme Empfindung.
Beim Shiatsu konnte ich die Welt
und alles andere hinter mir lassen."

„Shiatsu bedeutet für mich Auszeit.
Ich habe das Gefühl, dass der Körper wieder
in Fluss kommt und dass ich mit
meinem Körper wieder verbunden bin."

Entspannen und fallenlassen

„Es ist von der ersten Behandlung an ein
tiefes Fallen in mich selbst hinein – in eine tiefe
Entspannung. Nach jeder Behandlung habe ich
ein besonderes Wohlgefühl, bin frei im Kopf,
es ist alles im Fluss – Körperteile fließen zusammen,
sind miteinander verbunden,
sind miteinander im Fluss."

*„In der sechsten oder siebten Behandlung
lag ich auf dem Bauch und du hast die sprudelnden
Quellen berührt, und ich habe mich in einen völlig
neuen Zustand hineinfallen lassen können, der sehr
beglückend war. Ich habe mich von innen heraus
erlebt. Ich versank in mich selbst, schaute nach außen
auf eine turbulente Oberfläche und fühlte mich in
absoluter Ruhe, wie im Auge eines Wirbelsturms."*

*„Entspannung, Erdung,
Heimkommen zu mir selbst, Loslassen."*

*„Im Shiatsu ist für mich das Entscheidende,
dass man mehr loslässt, und nicht machen muss."*

*„Zu Liegen und ‚alles aus der Hand
zu geben' bzw. loszulassen,
war (anfangs) merkwürdig und ungewohnt."*

*„Shiatsu ist eine Zeit für mich, wo ich total loslasse,
wie ich es alleine nicht so schnell hinkriege."*

*„Die körperliche Berührung führt bei mir dazu, dass
ich mich ganz fallen lassen kann. Ich fühle mich
gesehen und berührt und das löst vorhandene
Einschränkungen und dies wirkt ins Jetzt hinein. Ich
nenne es Seelenberührung, sie gibt mir Raum für
Lösung. Der ganze Shiatsu-Prozess (also viele
Behandlungen über geraume Zeit) führt bei mir zur*

Veränderung meiner Körperwahrnehmung.
Meine eigene innere Haltung zu bestimmten Themen
ändert sich. Ich nehme mich anders wahr.
Nun kann ich mit mir selbst liebevoller umgehen.
Dies entsteht nicht nur durch Shiatsu, sondern auch
durch andere Impulse auf meinem Weg.
Ich kann die Eigenverantwortung übernehmen, über-
lasse nicht mehr alles dem Behandler.
Vieles kann ich für mich selbst tun."

Wenn wir von Entspannung sprechen, meinen wir meist die Muskulatur, die weicher wird. Tiefenentspannung meint vor allem eine Veränderung im Geist. Wenn der Geist sich entspannt und fallen lässt, betritt er innere Räume, in denen er „Urlaub vom Ich" machen kann. In der Tiefe warten Ruhe, Fluss, Verbundenheit und vieles mehr auf uns, während es an der Oberfläche drunter und drüber gehen kann. Am Grund des Meeres ist von den Stürmen an der Oberfläche nichts zu spüren. Das Tor in die Tiefe ist das Loslassen, das vertrauensvolle Geschehenlassen. Und in der Tiefe entstehen Veränderungen, die wir nicht machen müssen, sondern einfach geschehen lassen können.

Vertrauen und Geborgenheit

*„Beim Shiatsu bin ich bei mir und finde
‚Heimat in mir selbst‘.“*

*„Berührung, Energiefluss, tiefe Entspannung – fühle
mich gehalten, berührt und
geborgen – kann mich anvertrauen.“*

*„Ich habe Schutz und Geborgenheit im Shiatsu-Raum
erlebt... Ich habe ein Gefühl des Umsorgt-Seins und
Geschützt-Seins erlebt – einen ‚sicheren Raum‘,
der mir das Gefühl gab, meine Gefühle besser spüren
zu können als alleine zu Hause; dort – (zu Hause) –
hätten mich zum damaligen Zeitpunkt meine
Gefühle überrollt oder weggerissen.“*

*„Ich komme in ein ganz archaisches
mutter-kindhaftes Getragenwerden,
was mich in die totale Entspannung führt.“*

*„Für mich war auch etwas ganz Elementares,
als du meinen Kopf gehalten hast.
Ich konnte dadurch meine Gedanken loslassen und
meinen Kopf ‚leer machen‘. Das hat zu einer
Rückgewinnung meines Ur-Vertrauens geführt.“
(Anmerkung: Klientin hatte mal einen Sturz,
bei dem sie auf den Kopf aufgeschlagen war.)*

*„Mit der Zeit ist das Vertrauen, das ich am
Anfang über dich bezogen habe, zu meinem
eigenen geworden. Ich bekam das Handwerkszeug,
mit meiner Situation anders umzugehen."*

*„Das Spüren von Geborgenheit, das ich nach
längerer Zeit zur Verfügung hatte. Die Berührung
hat dazu geführt, dass ich mich in mir selbst
geborgen fühlte. Später konnte ich mich
dann aus eigener Kraft in diesem Gefühl
von Geborgenheit einfinden. Am Anfang fühlte
ich mich in den Händen des Behandlers geborgen,
später gaben die Hände nur noch den Impuls, dass
in mir selbst das Gefühl von Geborgenheit entstand."*

*„...wie wenn ich ein Gefühl gefunden hätte,
wonach ich seit meiner Geburt gesucht habe."*

„Shiatsu ist wie ein Gebet, es gibt mir Halt."

Es gehört zur Qualität von Shiatsu-Berührungen, dass
sie im Klienten das Erleben von Geborgenheit und Vertrauen möglich machen. Das erfahrene Vertrauen mag
durch die Shiatsu-Berührung ausgelöst werden, ist aber
ein Gefühl, das sich im Klienten entfaltet. Es wohnt
allen Menschen inne. Wir alle werden vollkommen
hilflos geboren, leiden aber nicht darunter, weil wir uns
voller Vertrauen der Obhut unserer Mütter und Be-

zugspersonen überlassen können. Aber bei vielen Menschen bekommt dieses Urvertrauen, mit dem wir geboren werden, mit der Zeit und einschlägigen Erfahrungen Risse. Anstelle des Vertrauens als Lebensbegleiter stellen sich Angst und Misstrauen ein. Aber die Fähigkeit zu vertrauen ist nicht weg, sie ist lediglich überlagert von Erfahrungen, die es verschüttet haben.

In der Stille und Achtsamkeit einer Shiatsu-Behandlung kann dieses archaische Erleben des Getragenseins wieder zum Vorschein kommen. Zunächst scheint es den Klienten so, als ob die Berührungen dieses Gefühl „machen"; erst mit der Zeit wird deutlich, dass die Berührungen lediglich an ein Gefühl *erinnern*, dass tief im Inneren verborgen lag. Mit dem Gefühl von Vertrauen und Geborgenheit ist es schließlich möglich, sich auch Erfahrungsfeldern im eigenen Inneren zu öffnen, die bis dahin „unter Verschluss" gehalten wurden.

Arbeit, die im Shiatsu geschieht

Das Entscheidende/Charakteristische: „Im Liegen, wo
ich eigentlich nichts tue, doch das Gefühl
zu haben, ganz viel abarbeiten zu können."

„Ich spürte zwar während der Behandlungen
oft Mühsames und Anstrengendes,
aber dabei hat sich Negatives gelöst.

22

Ich fühle mich jetzt generell wohler."

*"Shiatsu wirkt sehr entspannend und ist gleichzeitig
viel „innere Arbeit" und damit auch anstrengend...
Jede Behandlung korrigiert Alltagserfahrungen wie
z.B. den Druck, der durch soziale Netzwerke entsteht
und reguliert somit die Einflüsse aus dem Alltag.
Es ist für mich ein immer wieder
‚In-die-Spur-bringen', um die nächsten Schritte auf
dem eigenen Weg zu gehen."*

*"Durch Shiatsu wurden immer ‚Seelenblockaden'
spürbar und konnten gelöst werden. Mir wurde klar,
dass ich an mir arbeiten muss, dass ich mich
anschauen muss, dass es nicht immer positiv ist,
was ich gesehen habe bzw. zu sehen bekomme.
Im Nachhinein habe ich vieles verstanden."*

*"Ich erinnere mich an meinen Widerstand gegen die
Behandlungen und dass ich nur wegen dem Gutschein
und dem Drängen von meiner Freundin gegangen bin.
Aber der Behandler hat meinem Widerstand keine
Angriffsfläche geboten, er hat mich einfach behandelt.
Da keine großen Erklärungen und kein Druck in
irgendeine Richtung kamen, habe ich angefangen den
Händen ‚zuzuhören'. Ich begann ganz viel zu träumen
und hatte auch einige Wiederholungsträume, die mir
immer wieder begegneten. Ein Thema dieser Träume
war: es gibt kein Entkommen. Ich muss mich stellen.*

*Ich war (und bin) ‚dünnhäutig‘, was es mir sehr schwer
gemacht hat, mich auf den Prozess einzulassen.
In mir hat Befreiung stattgefunden von
Schuldgefühlen und meiner Enge. Dadurch
hat sich auch mein Rheuma stark verbessert."*

*„Ich weiß nicht, warum ich wiedergekommen bin, weil
ich die Situation nicht als angenehm empfunden habe.
Shiatsu war für mich anfangs mehr ein Durchstehen
einer Angstsituation. Ich konnte die Ruhe und Stille im
Raum kaum aushalten. Es war schlimm, dass jemand in
der Berührung meinen Zustand miterlebt hat. Dadurch
wurden meine Angst und mein Herzklopfen ‚öffentlich‘
und für mich selbst dadurch realer und noch
schlimmer. Ich habe dann angefangen, dein Buch zu
lesen [Durch Berührung wachsen[1]] und habe dann
langsam ein Verständnis für meine inneren Vorgänge
bekommen. Wenn du mich eingeladen hast, mich auf
der Matte abzulegen und das Gewicht meines
Körpers zu spüren, hatte ich nur eine Ahnung,
wie sich das anfühlen könnte, als dass ich es
tatsächlich spüren konnte. Ich hatte eher das Gefühl,
ins Bodenlose zu stürzen. Erst später konnte ich
langsam das Gewicht meines Körpers spüren."*

*„Ich erinnere mich auch noch sehr gut daran, dass mir
einmal bei der Behandlung an den Füßen plötzlich ein*

---

[1] Joachim Schrievers: *Durch Berührung wachsen*, Bern 2004

24

traumatisches Erleben mit meinen Eltern hochkam, das damals ca. 15 Jahre zurück lag. Es war, wie wenn ich es wieder erleben würde mit allem Schmerz. Dadurch habe ich begriffen, dass ich etwas tun muss, sonst hätte ich es mit ins Grab genommen. Ich wusste plötzlich, dass ich lernen muss, mit den Verletzungen zu leben."

Wir gehen ganz selbstverständlich damit um, dass der Körper arbeitet, während wir ruhen. Wenn wir am Abend etwas gegessen haben und uns zum Schlafen legen, ist uns ganz selbstverständlich, dass in unserem Darm Verdauungsarbeit geschieht, während wir schlafen. Und auch wenn wir ein Problem haben, wissen wir, dass, wenn wir erst mal „eine Nacht darüber schlafen", sich manches in einem anderen Licht zeigen wird.

Auch die Seele arbeitet nachts, sie verknüpft neu Erlebtes mit alten Erfahrungen und lässt Erkenntnisse reifen, ohne dass wir aktiv nachdenken. Träume vermitteln uns einen kleinen Einblick in dieses unbewusste Geschehen. So ist es nicht verwunderlich, dass einige Klientinnen nach Shiatsu-Behandlungen über ein intensiveres und verändertes Traumleben berichten, und es ist eigentlich auch nicht verwunderlich, dass in den tiefen Entspannungszuständen im Shiatsu natürliche „Verdauungsarbeit" auf allen Ebenen stattfindet.

Auffallend ist – und dies ist ein Unterschied zur klassischen Psychotherapie –, dass im Shiatsu die innere Arbeit „geschieht" und sich die Aufgabe des bewussten Ich darauf beschränkt, diesen Prozess zuzulassen. Sich vertrauensvoll zu entspannen und fallenzulassen, sich dem natürlichen Geschehen zu öffnen, scheint dem Leben dabei zu helfen, seine Arbeit zu tun.

Shiatsu lädt ein, im Körper anzukommen, sich selbst zu spüren und sich im Inneren zu erleben. Im Leben versuchen wir oft – meist unbewusst – dem Unangenehmen zu entkommen, uns mit Angenehmerem zu beschäftigen und uns abzulenken. Leider ist aber das Problem damit oft nicht gelöst, sondern nur beiseitegeschoben, und das beeinträchtigt nicht selten unsere Lebensqualität. Es ist also durchaus nachvollziehbar, dass Klienten ein wohliges „Bei-sich-Ankommen" beschreiben und gleichzeitig das Gefühl haben, dass da auch anstrengende „Verdauungsarbeit" geschieht. Vielleicht braucht ja dieser „Verdauungsprozess" unsere Anwesenheit und Selbstzuwendung, um reibungslos stattfinden zu können. Oder anders ausgedrückt: Vielleicht bedarf es für die reibungslose Verarbeitung dessen, was uns körperlich und seelisch begegnet, regelmäßiger Zeiten der Ruhe, des „Bei-sich Seins", wie sie im Shiatsu entstehen. Wenn wir nicht warten, bis sich ganz viel aufgestaut hat, wird der „Verdauungsprozess" vermutlich auch nicht so heftig sein, wie oben teilweise geschildert.

Ganzheit: die Einheit von
Körper, Geist und Seele erfahren

„Es ist häufig alles mit Allem verbunden,
ich spüre Fülle, Zentrierung und Ruhe und kann
die Dinge viel eher so annehmen, wie sie sind."

„Erleben von entspannter Schwere. Habe mich als
Ganzes, ‚alles ist eins und Haut ist drumrum' erfahren.
Das Erleben war ganz konkret, ist aber schwer in
Worten zu beschreiben: Präsenz, Weite, Klarheit und
die Stille in allen Dingen, auch wenn da Lärm ist.
Naturbilder können das vielleicht am besten
beschreiben: Es ist wie auf dem Gipfel im Gebirge, am
Meer, im Wald – das alles hat sich im Shiatsu
entwickelt. Es ist eine Art Glückserleben – nicht
getrennt zu sein, aufgehoben zu sein."

„Eine Steigerung des Körperbewusstseins
und auf seelisch/psychischer Ebene."

„Shiatsu sieht mich als Ganzes
(Psyche und Hormonsystem)."

„Shiatsu ist für mich vor allem eine Begleitung auf
körperlicher, seelischer und geistiger Ebene.
Shiatsu unterstützt meinen Alltag.
Hier bekomme ich Kraft für Gesundung.
Shiatsu ist für mich Gesundheitspflege."

27

„Die Behandlung oder Heilung erfolgt hauptsächlich auf körperlicher Ebene, ohne Mitarbeit des Geistes bzw. Verstandes. Die Berührung an sich hat etwas Wohltuendes durch diese menschliche Berührung. Es führt mich ins Spüren, weg vom Kopf."

„Das Faszinierende ist die Tiefenentspannung und in der Begleitung, dass in diesem Zustand subtil und situativ anstehende Probleme lösbar sind."

„Mir fiel auf, dass ich nach den Behandlungen schon während der anschließenden Autofahrt besonders wach war, die Fähigkeit hatte, mehrere Dinge gleichzeitig zu denken oder zu tun und gleichzeitig tiefe Ruhe erlebte."

„Die Körpererfahrung ‚bricht' die Macht des Verstandes oder stellt sie wenigstens in Frage."

Unser Denken findet in der Zeit statt. Wir brauchen Zeit, um etwas zu denken, und wenn wir vieles zu bedenken haben, müssen wir das nacheinander tun. Wir wenden uns den Themen nacheinander und getrennt voneinander zu und von daher erscheinen uns die verschiedenen Themen und Lebensbereiche auch voneinander getrennt zu sein. Die Fähigkeit, auf diese Weise die Welt zu erfassen und zu verstehen, ist in unserer linken Hirnhälfte beheimatet. Unsere rechte Hirnhälfte hingegen kennt keine Zeit. Für sie gibt es nur einen großen Augenblick, in dem alles gleichzeitig erscheint: Körper, Geist und Seele werden hier nicht als getrennt voneinander, sondern als Einheit erlebt.

Wenn wir uns im Shiatsu „ganz fallen lassen", dann beschreibt das einen Vorgang, in dem wir uns aus der Dominanz der linken Gehirnhälfte in die Erfahrungswelt unserer rechten Gehirnhälfte begeben. Wir können einen Zustand, in dem es keine Zeit gibt und in dem nichts voneinander getrennt ist, nicht *denken*, aber wir können ihn erleben. Der Begriff, mit dem unsere linke Hirnhälfte dieses Geschehen beschreibt, ist *Gleichzeitigkeit*. Aber Gleichzeitigkeit ist nicht gleich *Zeitlosigkeit*. Im Zustand der Tiefenentspannung können wir Zeitlosigkeit erleben, aber wenn wir versuchen, dieses Erleben zu beschreiben, sind wir auf die Möglichkeiten der linken Hirnhälfte angewiesen, und für sie ist Gleichzeitigkeit und Verbundenheit das, was dem Erleben von Zeitlosigkeit und Einheit am nächsten kommt.

Ohne Frage gehören zu unserem Menschsein die Funktionen beider Hirnhälften. In unserer Kultur aber hat sich vor allem nach der Aufklärung eine große Dominanz der linken Hirnhälfte entwickelt. Ein Wissenschaftler bedient sich bei der Betrachtung der Welt naturgemäß mehr der linken Hirnhälfte; die Erfahrungswelt der rechten ist für die Wissenschaft nicht leicht zu ergründen.

Ein wachsendes Problem unserer Zeit ist die Beschleunigung, die „Verdichtung der Zeit". In immer kürzerer Zeit gilt es immer mehr Arbeitsvorgänge zu bewältigen, *Multitasking* wird zur geforderten Normalität. Aber Multitasking ist normalerweise mit hoher Konzentration verbunden und bedeutet eine enorme Belastung für unser Nervensystem. Wenn sich aber zu der Fähigkeit, „mehrere Dinge gleichzeitig zu denken oder zu tun", eine tiefe Ruhe gesellt, dann können wir vermuten, dass die linke und die rechte Hirnhälfte begonnen haben zusammenzuarbeiten.

Transpersonale Erfahrungen:
über das Ich hinausgehen

„Das eindrücklichste Erlebnis war in einer
Shiatsu-Behandlung das Gefühl, von Liebe
durchströmt zu sein – ich kann es gar nicht
anders ausdrücken –, ein ozeanisches Gefühl.
Als ich rausging, hätte ich jeden Gartenzaun
umarmen können. Alle Grenzen sind weggefallen
und ich empfand eine Zärtlichkeit für die ganze Welt.
Ich erinnere mich, dass ich Energien in meinem
Körper und außerhalb wahrnehmen konnte. Alte
Konzepte und Weltanschauungen haben sich aufgelöst
– das habe ich teilweise als bedrohlich empfunden.
All das hatte große Bedeutsamkeit, es war existenziell.
Daneben schien alles andere belanglos zu sein."

„Habe das Gefühl, kurz vor dem Wegdriften zu sein,
bin aber gleichzeitig sehr präsent in

meinem Körper. Ich verliere zwischendurch die
äußeren Begrenzungen meines Körpers und
fühle mich dabei durchströmt, ganz im Fluss."

„Dass sich das Körperliche mit dem Energetischen
verbindet. Jede Veränderung in einem Gelenk zum
Beispiel ging weiter in die Tiefe, hat sich verfeinert. Es
wird sich vielleicht etwas merkwürdig an, aber Shiatsu
hat mich in einen Zustand geführt, in dem ich keine
Grenze mehr gespürt habe, auch keine Grenze
zwischen Leben und Tod. Ich war im Frieden – auch
während meiner Krebserkrankung."

Transpersonale Erfahrungen – wir könnten sie auch
spirituelle Erfahrungen oder Gipfelerlebnisse nennen –
lassen uns für einen Moment über den Tellerrand unseres kleinen Ich hinausschauen. Sie erinnern uns daran,
dass es Welten und Bewusstseinsräume gibt, die in
unserem Alltagsbewusstsein üblicherweise nicht enthalten sind. In diesen Bewusstseinsräumen lösen sich
Grenzen und damit das Erleben von Getrenntheit auf.
Auch das transpersonale Bewusstsein gehört zu unserem Dasein, ist aber von unserem bewussten Ich über-
strahlt – ähnlich wie die Sterne am Himmel, wenn die
Sonne scheint.

Transpersonale Erfahrungen können total beglückend
sein und in einen bis dahin nie erlebten Frieden führen.

Wir können sie aber auch als etwas Beängstigendes erleben, je nachdem, wie unser kleines Ich das Erleben deutet. Wenn wir es schaffen, der in ihnen erfahrenen Wirklichkeit einen Platz in unserem Leben einzuräumen, erfahren wir eine wirkliche Bewusstseinserweiterung.

Der Behandlungszustand

„Energieausgleich. Es ist ein Raum, der ist nur für mich und es gibt keine Erwartungen an mich."

„Mich hat Shiatsu in einen meditativen Zustand versetzt, bei dem ich mit Gelassenheit auf mein Leben und meine Probleme schauen konnte; dabei habe ich Lösungen gefunden, die sehr effektiv waren."

Transformation

„Ich erinnere mich, wie ich meine innere Anspannung und Nervosität ablegen konnte. Der Geist entspannte sich, während mein Körper neue Energie bekam. Ich spürte eine große innere Ruhe. Die „Hipfeligkeit" wich. Shiatsu ist für mich so super wohltuend. Diese Mischung war eine neue Erfahrung für mich. Entspannung, Kraft und klarer Geist. Angst wandelte sich in Lebensmut und mein Geist wurde zielorientierter."

Der Behandlungszustand, also der Zustand, in den die Klientin und die Behandlerin miteinander eintauchen, ist ein meditativer Zustand, in dem die Außenwahrnehmung reduziert und die Wahrnehmung im Inneren intensiviert ist. Er unterscheidet sich sowohl vom normalen Wachzustand als auch vom Schlaf. Es ist eine Art Trance-Zustand, in dem die Klientin ihre volle Kontrollfähigkeit behält.

Je mehr das Ich sich öffnen und fallen lassen kann, desto mehr Räume und Möglichkeiten öffnen sich. Wir können nicht vorher sagen, was in einem tiefen Behandlungszustand geschehen wird, aber es ist kein Fall bekannt, in dem sich das Geschehen negativ ausgewirkt hat, ganz im Gegenteil: Die in diesem Zustand eintretenden Veränderungen entsprachen oft dem, wonach sich die Klienten innerlich gesehnt haben.

Oft treten solche Veränderungen zusammen mit dem Wahrnehmen innerer Energieströme auf.

Qi-Gefühl: die Lebensenergie spüren

„Durch das Erleben von innerem Fließen konnte ich eine andere innere Welt betreten, es hat mich in eine vertiefte Selbstwahrnehmung geführt."

„Ich hatte damals Ängste, die durch unkontrollierbare Energieströme in meinem Körper ausgelöst wurden. Ich war überrascht und erleichtert, als ich merkte, dass

diese Ströme auch im Shiatsu auftraten und dass ich sie verstehen und beeinflussen konnte ... Die enorme Intensität der Energien, die mir dann so viel Angst gemacht hat, lernte ich positiv zu beeinflussen, indem ich ihnen mehr Raum gab. "

„Ich erlebte, dass durch die Berührung oder schon die Annäherung an die Punkte eine bis dahin noch nicht erfahrene energetische Verbindung entstand, die physisch wahrnehmbar war. "

„Es wurde so gut wie immer ein Fließen ausgelöst. Vor dem Fließen kam es oft zu einem Zittern (Vibrieren). Das Fließen hat sich über die Jahre in eine Weite (Raumgefühl), das Erleben von Grenzenlosigkeit verwandelt. Das kannte ich nicht, und ich konnte körperlich spüren, dass sich ein ,Umbau' vollzieht, den ich aber nicht näher beschreiben kann. Immer hat sich meine Haut [Neurodermitis] vorübergehend ca. eine Woche lang beruhigt, von 2-3 Ausnahmen abgesehen, wo es schlechter wurde; mit der Zeit wurde die Haut aber auch insgesamt besser. "

„Ich fühle mich danach sehr wohl und freue mich sehr auf das nächste Mal. Ich spüre eine Lockerung im Körper und dass sich was tut. Es kribbelt. Durch das Drücken entsteht ein ,Sich-öffnen-lassen'. Eine Ganzkörperentspannung. Danach fühle ich eine innere Freiheit. "

„Ein Teil von mir kommt in Bewegung."

Als *Qi-Gefühl* bezeichnen wir das unmittelbare Erleben innerer Lebensenergien. Es entwickelt sich als Ergebnis ausdauernder Übung im *Qigong* („Beharrliches Üben der Lebensenergie") oder im *Shiatsu* durch die Stimulation energetischer Schlüsselpunkte und Leitbahnen. Das *Qi*, in Indien *Prana* genannt, ist in der asiatischen Medizin die Kraft, die alle körperlichen, seelischen und geistigen Lebensvorgänge reguliert. Es ist die Kraft, die unserem inneren Wachstum und der Entfaltung unserer Potenziale zugrundeliegt. Sie ist bis jetzt mit keinem Gerät direkt messbar, aber im Körper spürbar. Mit dem Fließen des Qi entfaltet sich das Leben im Menschen und der Mensch sich im Leben.

Resonanz: mit sich selbst und der Welt im Kontakt sein

Nach dem Charakteristischen an Shiatsu im Vergleich zu anderen Behandlungsmethoden gefragt, sagt eine Klientin:

„Die Verbindung zwischen Klient und Behandler. Sie ist persönlich und gleichzeitig nicht persönlich, ohne unpersönlich zu sein. Ich bin mit meinem ganzen Wesen an der Behandlung und dem Ergebnis der Behandlung beteiligt. Shiatsu ist körperlich und nicht körperlich, es

35

berührt die Seele. Im Shiatsu-Erleben gehen Körper
und Seele ineinander über. Ich erlebe im Shiatsu eine
Seelenverbundenheit mit allen Wesen, das kenne ich
von keiner anderen Behandlungsform. "

„Die Achtsamkeit für mich selbst ist gewachsen, nicht
im Sinne von Egoismus, sondern im Sinne von in
Kontakt kommen mit meinen eigenen – tiefen –
Bedürfnissen und in Kontakt mit anderen. Es hat eine
Sensibilisierung für die Bedürfnisse der Mitmenschen
gegeben, meine Fähigkeit zur Empathie ist gewachsen.
Diese Veränderungen waren die Motivation, mit dem
Qigong anzufangen. Shiatsu hat mir geholfen, diese
Dinge im Qigong eher zu erleben. "

„Bei Geschäftsreisen in China konnte ich
vor allem mit älteren Menschen eine ähnliche
energetische Verbindung spüren wie im Shiatsu.
Das hat mir so manche Tür geöffnet. "

„Es hat meine Beziehungsfähigkeit ganz stark
verändert. Ich weiß nicht, was mich früher immer
davon abgehalten hat, auf Menschen zuzugehen,
vielleicht ein Gefühl von Ungenügen. "

„Bei mir nahestehenden Personen nehme ich immer
deutlicher wahr, wie es ihnen wirklich geht. "

„Die Verbindung zwischen Dir und mir ist fast

wie eine Verschmelzung; die Hand auf dem Bauch ist für mich besonders intensiv – das ist wie ein ‚Andocken‘; ein Austausch findet statt – eine Verbindung entsteht, so dass ich ganz entspannt bereit bin, Informationen ‚rüberfließen‘ zu lassen – und zwar in entspannter Weise: Ich muss nichts aktiv dafür tun, außer nur die Verbindung zuzulassen. Hierfür ist Vertrauen in die Behandlerin, eine vertrauensvolle Atmosphäre notwendig. "

„Ich schätze, dadurch, dass ich so gut drauf bin, kommt auch viel Positives zurück. Ich bin aufmerksamer mit anderen, bin mit mir im Reinen. Ich tue anderen gut, so suchen andere meine Nähe. "

Das Energiesystem des Menschen begegnet uns auf zwei Arten: als Energieströme, die in den energetischen Leitbahnen (*Meridiane*) fließen, und als *Schwingungsfeld*. Das Fließen körpereigener Energien und das Körperfeld bedingen einander. Ähnlich wie in der Physik, wo ein durch einen Leiter fließender Strom ein Feld erzeugt und umgekehrt in diesem Leiter ein Strom zu fließen beginnt, wenn wir um ihn herum ein Feld aufbauen, sind Feld und Fluss auch im Menschen nur zwei Aspekte eines Geschehens.

Unserem menschlichen Feld wohnt eine Ordnungskraft inne, die in gewisser Weise der Ordnungskraft eines

Magnetfeldes ähnelt, in dem sich verstreut liegende Eisenspäne den Feldlinien entsprechend ausrichten. Dieses Schwingungsfeld macht den geordneten Ablauf von Milliarden von physiologischen Vorgängen möglich, die sich in jeder Sekunde in unserem Organismus abspielen. Aber das ist nicht alles. Unser Feld ist auch resonanzfähig und ermöglicht uns so, mit unserer Umgebung, mit anderen Menschen, Bäumen und Landschaften Energien und Informationen auszutauschen.

Unsere Ohren haben sich darauf spezialisiert, Schallwellen in einem bestimmten Frequenzbereich aufzunehmen, und unsere Augen sind in der Lage, Lichtwellen im sichtbaren Bereich rot bis violett zu empfangen und zur Auswertung an unser Gehirn weiterzuleiten. Ähnlich können wir uns unser Schwingungsfeld als ein sensibles Wahrnehmungsorgan vorstellen, mit dem wir Schwingungen, Stimmungen und Informationen aufnehmen und abgeben können. Das geschieht meist unbewusst, unser Verstand wäre auch damit überfordert, alle diese Informationen aufzunehmen und zu verarbeiten.

In unserer modernen technisierten Welt haben wir uns daran gewöhnt, dass der Raum um uns herum erdumspannend mit den unendlich vielen Informationen des Internets gefüllt ist. Warum sollte es nicht möglich sein, dass es so ein Informationssystem auch in der Natur gibt? Wie sollten sonst die Schildkröten der

Weltmeere in der Lage sein, sich in einer bestimmten Vollmondnacht an einem bestimmten Strand zu treffen, um dort gemeinsam ihre Eier abzulegen?

In den asiatischen Traditionen und Bewegungskünsten wird die Wahrnehmungsfähigkeit mit dem Feld geschult und bis zu einem gewissen Grad bewusst gemacht. Wenn wir beginnen, Feld und Energieströme wahrzunehmen, eröffnet uns das auch die Möglichkeit, Einfluss zu nehmen. Es ist schwierig etwas zu verändern, das man nicht wahrnimmt: Wenn wir nicht merken, dass wir eine schlechte Körperhaltung haben, ist es schwer sie zu verändern. Andersherum: Wenn wir merken, dass wir krumm sind, beginnt fast automatisch eine Suche nach Gradheit.

Die Stille und die Achtsamkeit, in der sich Behandlerin und Klientin im Shiatsu begegnen, machen es möglich, die entstehende Resonanz wahrzunehmen und in einen intensiven Austausch zu gehen. Als natürliche Folge davon vertieft sich häufig das Einfühlungsvermögen der Klienten. Mitgefühl und Anteilnahme entwickeln sich.

Schmerz

„Durch den Schmerz hindurch in die Auflösung (zeigt mit Finger erst in eine Richtung, dann in die Tiefe nach

unten), es geht um was, ums Detail, gerichtet: Punkte
werden gehalten, tut weh, dann kommt etwas in Fluss,
Räume sind geöffnet; geht ins Körpergedächtnis; ich
darf empfangen; bin aus Werterei rausgekommen;
Zuversicht und Vertrauen, dass Harmonie
und Wohlbefinden wiederholbar sind."

„Ich habe gelernt, genauer hinzufühlen,
spüre besser, wo ich fallenlassen kann,
wo Blockaden sind, wie es sich überhaupt anfühlt.
Ich habe andere Blickwinkel gewonnen,
so dass ich anders in den Schmerz reinfühlen kann, um
ihn dann bewusster entspannen zu können."

„Shiatsu ist eine Körperarbeit, und die habe ich
wegen Schmerzen im Rücken gesucht. Dass sich
damit auch noch so viel anderes auftut, auch
Schmerzhaftes in meiner Gefühlswelt, damit
habe ich nicht gerechnet. Aber genau das fand
ich sehr ansprechend und stimmig. Und das
habe ich noch nirgends anderswo gefunden."

„Im Shiatsu entdecke ich Stellen im Körper,
von denen ich gar nicht wusste, dass sie schmerzhaft
sind. Ich erfahre hier durch Shiatsu eine Besserung und
der Schmerz ist nicht abschreckend. Da Shiatsu sich
immer am augenblicklichen Befinden orientiert und
jede Behandlung immer entsprechend anders ist, ist das

für mich eine neue Möglichkeit zur Gesunderhaltung
meines Körpers. Shiatsu hat in meinem Leben
einen Platz gefunden als Behandlungsmöglichkeit,
die meine Selbstheilungskräfte unterstützt."

„Es gab ein Umdenken zu meiner
Körperwahrnehmung. Ich hinterfrage die Signale,
die mein Körper mir sendet mithilfe von Schmerz.
Was ist der Auslöser für diesen Schmerz?
Liegt er vielleicht gar nicht auf körperlicher Ebene?
Inzwischen habe ich sogar das Wissen,
um was es hier geht, was dahinter steckt."

„Ich habe in den Behandlungen Wohltat,
Entspannung, Loslassen, Heilung
und einen sich lösenden Schmerz erfahren."

So wie sich durch Shiatsu die Empathie gegenüber anderen Menschen verbessern kann, so geschieht das auch sich selbst gegenüber. Dies ist besonders hilfreich beim Umgang mit Schmerzen – seien sie körperlich oder seelisch. Üblicherweise wollen wir Schmerzen einfach nur weg haben. Dass sich im Schmerz auch die Lösung für Probleme und Blockaden verbergen kann, wissen die wenigsten. Sich liebevoll und einfühlsam dem Schmerz zu öffnen, manchmal auch durch ihn hindurchzugehen, bis „es" sich öffnet und wandelt, kann zu einer grundlegenden Änderung führen. Es zeigt sich, dass mancher Schmerz nur durch unsere Abwehr gegen etwas entstanden ist. Das gilt natürlich nicht für jede Art von Schmerz, aber oft für Schmerzen, die ihren Ursprung in der Seele haben. Was wir seelisch nicht mehr fassen können, trägt nicht selten der Körper in Form von Verspannungen und anderen Symptomen aus. Gelingt es uns als Klienten im Shiatsu, uns dem Schmerz zu öffnen, so können die in ihm gestauten Energien wieder in Fluss kommen.

Erdung und Zentrierung

*„Die Behandlung stellt mich noch einmal
ganz anders auf die Beine. Es erdet mich.
Ich habe ein klares Empfinden, dass sich
eine andere Erdung einstellt, die mir gut tut."*

*„Shiatsu hilft mir und unterstützt mich.
Shiatsu führt einen zur Mitte,
was hilfreich für alles andere ist."*

Erkenntnisse gewinnen

*„Ich habe mich schon nach kurzer Zeit immer
auf die Behandlungen gefreut. Bin oft mit einem
Aha-Erlebnis rausgegangen und konnte dann
meine Probleme von einer ganz anderen Seite sehen."*

„Ich habe an der linken Seite unter dem Schulterblatt
eine Narbe, die irgendwie dazu geführt hat, dass
ich festhielt. Dass es mir im Shiatsu gelungen ist,
in dieser Region loszulassen, war für mich ein
wirkliches Aha-Erlebnis. Es war der Moment in
meinem Leben, in dem ich verstanden habe, dass es
auch anders im Leben gehen kann, als ich es bis dahin
gemacht habe bzw. konditioniert war. Damals ist
der Wunsch entstanden, innerlich gesund zu werden.
Eine innere Suche hat begonnen, und als ich
in Kontakt mit Yoga kam, wusste ich: Das ist meins!"

„Shiatsu hat mir gezeigt, dass es
kein Richtig oder Falsch gibt."

Erkenntnisse können das Ergebnis von Denkprozessen
sein, sie können sich aber auch aus einem inneren Erleben heraus einstellen. Das Shiatsu-Erleben ist für die
Klienten ein bewusstes Erleben, und diese Bewusstheit
im Erleben kann sich in einer Erkenntnis, einem inneren Begreifen konkretisieren. So wie uns Zucker in un-
terschiedlicher Form begegnen kann, als Kristall, den
wir sehen und anfassen können, und als Süße in unserem Kaffee, so kann uns auch Bewusstheit auf unterschiedliche Weise begegnen: als ein inneres Erleben
oder Bauchgefühl oder als eine Erkenntnis, die auch
unser Verstand zu fassen vermag.

Das Entscheidende

Auf die Frage, was im Shiatsu das Entscheidende, Charakteristische ist, haben die befragten Klienten und Klientinnen die folgenden Antworten gegeben:

„Dass ich wieder in Kontakt mit mir bin."

*„Für mich steht beim Shiatsu weniger das Problem
oder das Leiden im Mittelpunkt. Es ist viel
grundsätzlicher. Vielmehr geht es darum, sich auf das
einzulassen, was sich unter momentanen Stimmungen
verbirgt und den eigenen, inneren Grund zu erfahren,
um sich langsam vertrauensvoll davon
tragen zu lassen und in Fluss zu gelangen."*

*„Dass Raum und Zeit geschaffen werden, damit das
geschehen kann, was geschehen möchte.
Die Zuwendung, der direkte Kontakt und die Beziehung
zum Behandler spielen dabei eine große Rolle. Nicht
zuletzt spielen die Ruhe und die Stille, die ich am
Anfang kaum ertragen konnte, eine große Rolle."*

*„Ganz wichtig ist, zur Entspannung zu kommen und
eine innere Bewusstheit zu entwickeln, die frei macht.
Entscheidend ist auch die Sensibilität des Behandlers,
seine Fähigkeit sich einzulassen, und die Bereitschaft
des Klienten, Veränderungen zuzulassen. Obwohl mir
am Anfang das Vertrauen noch fehlte, glaube ich, dass*

ein vielleicht unbewusstes Vertrauen in den Behandler
ganz wichtig ist. Die Chemie muss stimmen. Ich habe
später auch Erfahrung gemacht, wo die Chemie nicht
stimmte, da kann dann nichts passieren."

„Die praktische Erfahrung auf den verschiedenen
Ebenen: Energieebene, Gefühlsebene und
Gedankenebene und die Reflexion darüber, die mir
ermöglicht, selbst weiter zu lernen."

„Der Körper verbindet mich über die Berührung
bzw. die Wahrnehmung der Berührung mit dem
‚Jetzt‘, mit dem Augenblick – es ‚hält mich
im Jetzt‘! Die Körperlichkeit hilft also dabei,
sich nicht in Gedanken oder Gefühlen
zu verlieren oder sich ‚reinzusteigern‘."

„Shiatsu ist faszinierend… weil mein
Körper mit Ihnen spricht; das ist erholsam:
Ich kann meinen Geist abschalten."

„Besonders am Shiatsu ist der Ansatz – der
‚Weg vom Körper zum Geist‘; es ist der genau
umgekehrte Weg wie in Gesprächstherapien:
Beim Shiatsu geht man nicht ‚vom Kopf in den Körper‘,
sondern sozusagen ‚von unten nach oben‘, vom Körper
zum Geist, vom Physischen zum Psychischen."

*„Die Ganzheit. Die Stille. Die Präsenz
und Zuwendung der Behandlerin."*

*„Dem eigenen Körper zu begegnen und
dadurch den eigenen Körper zu heilen. Dass ich nicht
mehr der Gefangene meiner Gedanken bin."*

*„Beim Shiatsu stehe <u>ich</u> im Mittelpunkt,
werde <u>ich</u> wahrgenommen."*

„Meinem Körper zuzuhören."

*„Wichtig ist auch, dass man sich auf sich selbst kon-
zentriert und dies auf besondere Weise."*

*„Dass ich nicht denken muss,
dass ich mich überlasse. Ich bin mehr."*

Im Shiatsu steht der Klient im Mittelpunkt. Was für *ihn*
bzw. *sie* entscheidend ist, ist das Entscheidende. Und
weil Klienten sehr unterschiedlich sein können, gibt es
nicht *das Entscheidende*, sondern viele Aspekte, die
entscheidend sein können – je nach Eigenart und mo-
mentaner Lebenssituation. Shiatsu ist in erster Linie
eine Behandlungs*kunst* und keine Wissenschaft, d.h. es
gilt in jeder Behandlung neu herauszufinden, was jetzt
gerade *das Entscheidende* ist. Shiatsu ist eine Kunst, in
der sich Behandler und Klient miteinander üben.

Entwicklungsprozesse

„Shiatsu hat mich gelehrt, eigenverantwortlicher zu handeln, meine Probleme mehr von außen zu betrachten, mich nicht so sehr in meine Emotionen hineinziehen zu lassen. Die ursprüngliche Angstproblematik ist fast vollkommen weg.

Wenn sie doch noch mal auftaucht, nehme ich sie mittlerweile nicht mehr so wichtig."

„Es hilft mir, einen meditativen Zustand zu erreichen und ist für mich ein Übungs- und Entwicklungsweg. Ich spüre, wie sich mein Körper öffnet, spüre Vernetzungen, körperliche Kettenreaktionen in anderen Körperregionen; seelische Themen finden Resonanz im Körper."

„Es ist ein fortwährender Prozess, in dem ich mich befinde. Also wirken die Behandlungen noch fort. Langsam werden mir tiefere Themen klarer. So merke ich gerade, dass ich mich in Vielem spiegele und kann z.B. meine Partnerschaft besser verstehen. Natürlich kommen langsam auch Themen ans Tageslicht, die ich nicht so mag. Ich spüre gerade meine Unausgeglichenheit und kann sie entsprechend anschauen. Ebenso entdecke ich mich auch auf einer emotionalen Ebene neu. Mir wird klarer, wie ich ‚in der Welt bin'. Ich fühle mich besser

und verstehe mich dadurch besser.
Shiatsu ist für mich eine ganzheitliche Begleitung. "

Die im Shiatsu ablaufenden Prozesse sind vermutlich für die Klienten und Behandler gleichermaßen faszinierend. In ihnen offenbart sich, dass Körper, Geist und Seele eng miteinander verbunden sind, ja eine Einheit bilden. Shiatsu-Prozesse können nicht berechnet und „gemacht" werden. Sie entstehen in den Launen des Lebens – oder auch nicht. Sie spielen sich auf den verschiedenen Ebenen des Menschseins ab. Es ist ein Phänomen, dass sich manchmal Dinge verändern, von denen die Klienten ihrem Behandler gar nicht erzählt haben und die ihnen teilweise selbst gar nicht bewusst waren. Es scheint eine uns Menschen bzw. unserem Körper innewohnende Bewusstheit zu geben, die im Shiatsu angesprochen wird und aus der heraus sich Entwicklungs- und Veränderungsprozesse ergeben. Dieser Bewusstheit sind wir Menschen uns normalerweise nicht bewusst, das macht solche Prozesse ein wenig geheimnisvoll.

Selbstannahme

„Ich fühle mich weiblicher denn je und tue es für mich
und das wird von außen wahrgenommen. Habe mich
von der Selbstunsicherheit zur Selbstakzeptanz

hinbewegt." „Ich habe im Shiatsu totale Annahme
meines runden Körpers erfahren – sein dürfen."

Selbstfürsorge

„Ich weiß ganz tief in mir, dass ich
Raum und Zeit für mich selbst brauche
und für mich einrichten muss."

„Es ist die sichere Erfahrung, dass ich dadurch ins
Gleichgewicht komme, mehr im Körper ankomme und
dies sich auf die Psyche auswirkt. Ich weiß, wie es sich
anfühlt, wenn ich mit mir in Einklang bin und erlebe
dies immer wieder bewusst. Es ist für mich
erstrebenswert, immer wieder dorthin zu finden."

„Zentrierung, bessere Körperwahrnehmung, erhöhte
Sensibilität. Ich nehme die Signale meines Körpers
ernster und tue sie nicht mehr, wie früher, einfach ab;
d.h., ich habe eine veränderte Haltung mir selbst
gegenüber: Dieses ,Nicht-mehr-Abtun' überträgt sich
ja vielleicht vom Körper auch auf den Umgang mit
meinen Gefühlen?! Oder auch auf den Umgang mit
anderen Menschen?! Insofern kann ich eine
Entwicklung feststellen von Ignoranz zu bewusster
Wahrnehmung und erhöhter Achtsamkeit mir selbst
gegenüber insgesamt, aber auch in meinem Verhalten
anderen Menschen gegenüber."

„Habe meinen Körper besser kennengelernt,
rausgefunden mich zu spüren; achte mehr auf mich;
insgesamt ruhiger geworden, offener,
kann mich besser mitteilen, bin bewusster mit Worten,
drücke mich anders aus; Gelenkigkeit, Beweglichkeit
im Ganzen besser; alles hat sich gelockert,
spreche viel mehr, gehe offener auf Menschen zu,
kann Fremde ansprechen. "

„Das Gefühl, mir auch mal Zeit für mich nehmen zu
dürfen, ist geblieben. Nicht immer drei Dinge auf
einmal tun zu müssen, sondern auch mal das in den
Vordergrund zu rücken, was für mich jetzt wichtig, ist
und nicht immer auf andere zu hören, was noch zu
erledigen ist. Ich habe ein Bewusstsein bekommen,
dass es so nicht weiter gehen kann,
alles und allen gleichzeitig gerecht zu werden. "

„Dadurch, dass es regelmäßig stattfindet,
ist es ein Bestandteil meines Lebens.
Als eine längere Pause war, war einfach
nichts mehr stimmig im Alltag, es war holprig. "

„Ich bin offener und bewusster geworden.
Dadurch bin ich weniger verspannt. Ich erlebe mich
jetzt und andere bewusster. Kann mich besser in andere
hineinversetzen. Merke, was mir gut tut.
Mache bei der Arbeit mehr Pausen. Wenn ich esse,
dann esse ich. Wenn ich trinke, dann trinke ich.

Wenn ich arbeite, dann arbeite ich. Früher habe ich
durchgearbeitet, ohne Pausen zu machen.
Jetzt mache ich bewusst Pausen,
weil ich meine, dass es mir gut tut. Meine
ganze Einstellung im Job hat sich positiv geändert."

Vielleicht ist, sich selbst anzunehmen, die Voraussetzung dafür, eine gesunde Selbstfürsorge zu entwickeln; denn wenn wir uns selbst ablehnen, werden wir auch schwerlich Freude daran haben, für uns selbst zu sorgen.

Selbstfürsorge ist nicht nur die Basis für den Erhalt der Gesundheit, sondern auch für die Entwicklung eines guten Lebens. Sie setzt eine Sensibilität für die eigenen natürlichen Bedürfnisse voraus – die des Körpers, der Seele und des Geistes. In der Stille und Achtsamkeit einer Shiatsu-Behandlung lernt der Geist, die subtilen Signale des Körpers (wieder) wahrzunehmen und auf sie zu reagieren. Diese Signale sind wesentlicher Bestandteil unseres Selbstregulationssystems. Bedürfnisse zeigen an, dass unser System aus dem Gleichgewicht geraten ist: wenn wir müde sind, dass wir Schlaf brauchen, wenn wir hungrig sind, dass uns Nährstoffe fehlen. Unser Körper und auch unser Geist sind dafür ausgestattet, kurzfristig sogar extreme Ungleichgewichte auszuhalten und zu überleben. Problematisch wird es aber, wenn wir über längere Zeit in einem Defizit leben, weil wir die Signale nicht mehr wahrnehmen, die uns helfen, das verlorengegangene Gleichgewicht wiederherzustellen.

Wenn wir auf einem Bein stehen und das andere in die Luft strecken, kann es passieren, dass wir mit den Armen und dem freien Bein zu „rudern" beginnen, um unser Gleichgewicht zu halten bzw. wiederherzustellen. Wenn jemand ganz ruhig – anscheinend ohne jede Korrekturbewegung – auf einem Bein steht, so scheint es, als stünde er fest, aber das täuscht. Bei ihm setzen die Korrekturbewegungen nur so früh ein, dass sie der Zuschauer von außen gar nicht wahrnimmt. Jedes lebende System kreist um eine Mitte und verfügt über Mechanismen, die es wieder in das verlorengegangene Gleichgewicht zurückführen. Je früher die Korrekturen dabei einsetzen, desto reibungsloser vollziehen sich die Lebensprozesse. Wenn unser System erst einmal aus dem Ruder gelaufen ist, können die Korrekturen, die das Leben vornimmt oder die wir selbst vornehmen müssen, dramatisch sein. In einem schweren Burnout funktioniert vieles nicht mehr, manchmal über Wochen oder gar Monate. Für die Betroffenen ist es gar nicht leicht, zu einer guten Selbstfürsorge zurückzufinden bzw. sie neu zu entwickeln. Ein Gespür für die feinen Körpersignale zu entwickeln, die uns unsere natürlichen Bedürfnisse melden, hilft sowohl in der Rehabilitation als auch in der Prävention. Die Korrektur setzt dann bereits ein, bevor es zu einem bemerkenswerten Ungleichgewicht kommt.

Selbstvertrauen und Selbstbewusstsein

„Der Schalter ist dauerhaft umgelegt. Ich mache nichts
mehr geschwind. Ich bin meiner selbst bewusst! Ich
kann mich vollkommen verlassen auf das, was ich tue.
Meine Gegenwart ist strukturiert und klar.“

„Ja, durch die Behandlungen wurde etwas in mir
angesprochen, die Wahrnehmung von meinem
Innersten hat sich verändert. Obwohl Shiatsu bei mir
hauptsächlich psychisch wirkt, ist die körperliche
Berührung wichtig – darüber läuft die Wahrnehmung.
Mehr Klarheit, bessere Wahrnehmung auf Dinge und
Situationen im Alltag, die mir etwas sagen möchten. Ich
folge mehr ‚meinem Stern‘…In mir wurde etwas
gefestigt… Ich bin klarer auf meinem Weg, ich komme
mehr zu meinem Ursprünglichen.“

„Ja, es haben sich Gefühle aufgetan, die
jahrzehntelang verschüttet waren.
Das war wie eine Befreiung. Meine
menschlichen Kontakte sind offener geworden.
Dadurch hat sich mein Selbstwertgefühl gestärkt.“

„Ja. Die Stärkung des Selbstbewusstseins seither und
künftig. Ich habe dasBedürfnis dranzubleiben. Ich
schätze das Wohlgefühl. Alles kommt in Einklang.“

Shiatsu lädt in einen tiefen Selbstkontakt ein, es hilft, sich selbst in seinem Körper und in seiner Lebendigkeit zu spüren. Sich seiner selbst bewusst sein, nicht über den Intellekt oder die Rolle, die wir im Leben spielen, sondern über das unmittelbare Erleben des eigenen Seins, ist Selbstbewusstsein im tiefsten Sinn. Es entstammt nicht unserem Wissen, unserer Bildung, unseren Verdiensten und nicht der Bewunderung, die uns vielleicht von anderen entgegengebracht wird. Sein Ursprung ist unser innerstes Wesen, das sich jenseits von Äußerlichkeiten Schritt für Schritt unserem bewussten Ich offenbart. Wenn wir uns entspannen und nach innen fallenlassen, fallen wir am Ende in jenen Bewusstseinsraum, aus dem auf natürliche Weise Selbstbewusstsein und Selbstvertrauen erwachsen.

Den eigenen Weg finden

„Durch die körperliche Behandlung mit
Shiatsu bin ich auf meinen eigenen Weg gekommen.
Das hat mich geführt. Shiatsu war
ein Schlüssel zu meiner eigenen Räumlichkeit."

„Der richtige Weg ist verstärkt worden, mein eigener
Weg, ohne Bewertung, habe mich von altem Mist
weitgehend freigemacht; Goethe: ‚Mensch, werde
wesentlich! Und daran kann die Welt genesen' –
ich habe mein eigenes Wesen entwickelt."

„Shiatsu hat mich dazu angeregt,
auf eine Suche zu gehen, was ich will."

Selbstwerdung: werden, was wir sind

„Für mich war es ganz wichtig und gut, ganz
unterschiedliche Behandlungserfahrungen zu machen,
mal kräftig, mal sanft, mal nur die Hand oder den Fuß
gehalten zu bekommen, mal punktuell, mal großflächig
behandelt zu werden, meinen Bedürfnissen
entsprechend. Dabei ging es nicht ums Wohlbefinden,
sondern um meine Sehnsucht nach dem, was sich in mir
entwickeln wollte. Was das war, wusste ich damals
noch nicht. Im Shiatsu fühlte ich mich zunächst
getragen, dann erlebte ich im Shiatsu den Impuls,
der mich in das Gefühl von Getragensein hineinführte.
Das war mit dem Erleben großer innerer Weite, ja dem
Erleben von Unendlichkeit verbunden. Durch die
Erfahrung, dass das alles in mir selbst vorhanden ist,
habe ich in mir Sicherheit bekommen. Ich habe gespürt,
dass das alles in mir liegt und von mir abgerufen
werden kann – mal mehr und mal weniger.
Shiatsu hat mich mich selbst erleben lassen."

Hat die Shiatsu-Erfahrung dein Leben beeinflusst und wenn ja, in welcher Weise?

„Ja, auf jeden Fall. Ich konnte immer mehr meine eigene Persönlichkeit leben, konnte mich immer mehr so zeigen, wie ich mich fühlte. Das hat in mir eine innere Sicherheit wachsen lassen. Inzwischen denke ich, dass es das größte Unglück ist, wenn man sein eigenes Leben nicht leben kann. Das klingt so pathetisch, aber ich finde das so. Ich habe das Gefühl, dass dieser Veränderungsprozess immer weitergeht. Das ist auch der Grund, warum ich auch nach 18 Jahren immer noch zum Shiatsu komme."

„Ich war früher völlig identitätslos…
Es kommt jetzt das, was mich ausmacht.
Ich fühle mich viel freier in meinen Entscheidungen –
bin nicht mehr abhängig von Anderen –
lebe mehr und mehr mein Leben – versuche es nicht
mehr Anderen recht zu machen. Das Leben ist nicht
mehr so anstrengend und ich bin viel kreativer. Nach
der Arbeit fühle ich mich nicht mehr so ausgelutscht.
Ich bin besser organisiert und strukturiert."

„Für mich ist Shiatsu ein wirksames Mittel zur
Weiterentwicklung – auch im Sinne von
Bewusstseinserweiterung und einer
erweiterten Wahrnehmung meiner Umwelt."

Der eigene – innere – Weg führt uns am Ende zu dem, was wir sind. Am Anfang steht oft die Sehnsucht nach etwas, das wir in uns spüren, aber noch nicht kennen; dann beginnen wir zu erahnen, was das sein könnte, und am Ende kann es passieren, dass wir das Gefühl haben, zu dem geworden zu sein, wonach wir uns schon zu Beginn gesehnt haben. Die Sehnsucht selbst liefert die Energie, die uns schließlich ans Ziel führt. Sie ist eine innere Spannung und es braucht eine Spannung, damit etwas in Fluss kommen kann. Ich glaube, dass jeder Mensch diese Sehnsucht in sich trägt, sie aber bei vielen so verschüttet ist, dass sie nicht mehr wahrgenommen wird und damit auch ihre Energie nur schwer entfalten kann.

Verblüffend ist, dass sich dies alles durch körperliche Berührung entwickelt. In unserer Kultur sind wir gewohnt, dass innere Entwicklungsprozesse aus Erkenntnissen heraus entstehen und die wiederum in Gesprächen, Büchern oder Vorträgen gewonnen werden. Dass sie auch aus einer Berührung, also einer sinnlichen Erfahrung heraus entstehen können, zeigt, dass unserem Körper ein Bewusstsein innewohnt, das nicht nur die organischen Prozesse steuert, sondern auch die seelischen und geistigen.

Was dauerhaft geblieben ist

Nach über 25 Jahren:

*„ Die Shiatsu-Erfahrung und das Gespräch
darüber haben mein Leben massiv beeinflusst.
Ich habe das wie eine Basis benutzt, meine
Gefühle, meine Energien und die Interaktion
mit anderen Menschen zu reflektieren und das hat zu
einem bis heute anhaltenden Lernprozess geführt.
Das hat meine Beziehung zu allen Menschen positiv
beeinflusst – ich kann mit Beziehungen jetzt ganz
anders umgehen. Ich habe Vertrauen gewonnen
und fühle mich so gut wie nie mehr ohnmächtig.“*

Nach über 20 Jahren:

*„ Das Gefühl, Teil eines großen Ganzen zu sein, ein
universelles Gefühl, das Erleben von
Ungetrenntheit, Verbundenheit und Einfachheit.“*

Nach über 15 Jahren:

*„ Shiatsu hat mich wie aus einem Trancezustand geholt,
in dem ich die ersten 40 Jahre meines Lebens verbracht
hatte. Daraus ist eine Selbstbestimmtheit und – ich*

weiß kein anderes Wort – Selbstmächtigkeit gewachsen.
Ich habe spüren gelernt, was mir gut tut und was nicht
und kann das – mehr oder weniger oft – im Leben an-
wenden. Shiatsu hat in mir die Möglichkeit anklingen
lassen, die potentiellen Kräfte wachrufen zu können.
Diese Potenziale spüre ich bis zum heutigen Tage
mal mehr und mal sind sie verdeckter, aber ich habe in
mir die Sicherheit, dass es nur an mir liegt,
sie zu nutzen oder nicht. Das gibt mir ein Gefühl
von wachsender Unabhängigkeit. Ich glaube,
dass der ganze Prozess nicht so stattgefunden hätte,
wenn ich nicht die Sehnsucht gehabt hätte,
mein Leben in eigener Verantwortung und
in eigener Regie zu führen. Das ist auch Arbeit."

„Shiatsu eröffnet einen Erkenntnisraum,
in dem deutlich wird, dass es im Leben um
Entwicklung geht und dass diese kein Ende hat…
Der ganze Weg führte mich vom Müssen
zum Dürfen, das habe ich oft empfunden;
aber auch vom ‚Durchtragen‘ zum ‚Getragensein‘."

Nach über 10 Jahren:

„Das Rheuma ist zurückgegangen und ich habe gelernt
zu lauschen, auf feine innere Bewegungen, die ich
immer mehr zulassen konnte. Das ist ein ähnliches
Gefühl wie damals beim Shiatsu. Es bringt einen

59

Frieden ohne beängstigende Gedanken.
Einzelne Erfahrungen, die ich im Shiatsu gemacht
habe, wachsen mir in Notsituationen wieder zu."

„Mein Körpergefühl ist heute völlig anders, viel
ganzheitlicher. Das Shiatsu-Erleben, bei mir selbst
anzukommen, taucht auch in meinem Alltag auf, was
ich dann auch genießen kann. Grundsätzlich
gehe ich mir selbst nur noch selten aus dem Weg…"

„Eine bleibende Veränderung ist zum Beispiel,
dass ich nicht mehr mein eigener Feind bin und
mich – meistens – so annehmen kann, wie ich bin."

„Shiatsu hat meinem Leben eine Richtung gegeben, hat
mir geholfen, mich meiner Geschichte zu stellen… Ich
habe erfahren, dass Präsenz und Dasein wichtiger sind
als Perfektionismus und Tralala. Shiatsu und
Energiearbeit haben mich aus der Welt des Denkens in
die des körperlichen Tiefenerlebens geführt."

Nach weniger als 5 Jahren:

„Shiatsu hat total gut geholfen,
nicht nur in der Zeit der Behandlungsserie, sondern
auch danach bis jetzt. Ich lernte
mich selber persönlich besser kennen."

*„Ich habe gelernt, mich selbst zu akzeptieren und die
Gegenwart anzunehmen. Zukunftsängste sind
überwiegend verschwunden. Einzig die Zweifel, ob ich
es mit mir selbst noch lange aushalte. Aber es gibt
keine existenziellen Ängste mehr und keine Angst mehr
vor dem Tod. Ich bin achtsamer geworden,
wirklich im gegenwärtigen Augenblick zu leben."*

*„Alte Muster greifen nicht mehr, Saugnäpfe sind gelöst,
Respekt mir selbst gegenüber hat sich entwickelt."*

*„Körperbewusstsein. Ich spüre mich selbst. Ich bin
besser mit mir selbst verbunden, mit Körper und Geist.
Ich kann wirklich besser entspannen."*

*„Insgesamt fühle ich mich wacher,
lebendiger, besser ‚in' meinem Körper"*

*„Der „Aha-Effekt", dass man die Dinge ganzheitlich
sehen kann. Weg vom lokalen Schmerz, der einen ganz
einnimmt – hin zu Veränderungen im Lebensstil,
die mehr Freiheit bringen."*

*„Ich neige weniger zu Krankheiten und
habe seltener Kopfschmerzen und auch
weniger Stimmungsschwankungen."*

Die ersten Zitate stammen aus Interviews über Shiatsu-Prozesse, die mehr als zehn, teilweise mehr als 25 Jahre zurücklagen. Sie zeigen, dass sich durch Shiatsu nicht nur vorübergehend etwas ändern kann, sondern sich auch grundlegende Lebensmuster dauerhaft ändern können. Das geht nur, wenn mit dem *Erleben* auch ein *Begreifen* einhergeht. Manchmal entwickelt sich dieses Begreifen von alleine, manchmal braucht es das begleitenden Gespräch, damit nicht „neuer Wein in alte Schläuche gefüllt wird", also neue Erfahrungen in einen alten Verständnisrahmen gepresst werden.

Lebensmuster entstehen aus Lebenserfahrungen und Lebenserfahrungen entstehen aus dem eigentlichen Erleben, z.B. dem Lachen von Menschen, die hinter uns stehen, und der – meist unbewussten – Deutung dieses Erlebens, z.B. dass die Menschen uns auslachen. Dieser Deutung wiederum liegt die Erfahrung zugrunde, schon einmal ausgelacht worden zu sein. Wir stülpen dann gleichsam der Gegenwart die Erfahrung aus der Vergangenheit über. Wir entwickeln möglicherweise ein Misstrauen den Menschen gegenüber, beginnen „gefährliche" Begegnungen zu vermeiden usw. Je stärker die Prägungen aus unserer Vergangenheit sind, desto fester sind die Bahnen, in denen wir denken, fühlen und handeln.

Wie kann es sein, dass sich solche Prägungen bzw. Muster durch Shiatsu verändern? Shiatsu findet immer in der Gegenwart statt. Den Körper in der Berührung zu spüren, führt uns ins Hier und Jetzt, und in diesem gegenwärtigen Augenblick, und nur in diesem Augenblick hat das Leben die Chance, sich in eine neue Richtung zu bewegen. Wenn wir nicht in den Schablonen der Vergangenheit hängen bleiben wollen, bleibt nur der Sprung in die Gegenwart. Eine lebendig erfahrene Gegenwart ist der Ausgangspunkt für eine neue Zukunft. Wenn sich durch Shiatsu ein dauerhaft lebendiges Körpergefühl einstellt, heißt das, dass wir dauerhaft mehr in der Gegenwart leben und dem Augenblick gerecht werden – eben dem, was jetzt gerade ist. Wir beginnen wieder auf das zu reagieren, was die Menschen jetzt gerade tun und sagen, und nicht mehr auf das, was früher einmal war. Das macht frei und lässt neue, lebendige Beziehungen entstehen.

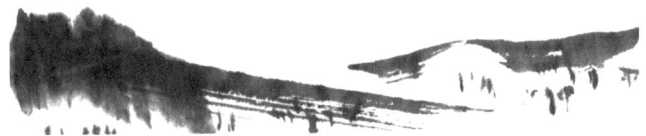

Shiatsu-Erfahrungen,
die zu Lebenserfahrungen werden

*„Im Shiatsu, so wie im Leben, passieren viele Dinge,
und es liegt dann an mir, was ich daraus mache. Ich
habe begonnen, das, was mir im Leben geschieht,
genauso zu sehen wie das, was mir im Shiatsu begegnet
ist, nämlich ein Ausgangspunkt für Möglichkeiten.
Die Erfahrung, dass Wandel geschehen kann, hat im
Shiatsu begonnen und in meinem Leben Platz
genommen. Ich weiß, dass alles, was es zum
Glücklichsein braucht, in mir liegt. Ich bin der festen
Überzeugung, dass die körperliche Erfahrung
unabdingbar dazu gehört. Die parallele
Qigong- und Taiji-Übung haben mir geholfen,
die Shiatsu-Erfahrung in mein Leben zu integrieren."*

*„In den Behandlungen bekam ich das Gefühl für eine
andere, zweite Ebene, die von meinen Ängsten
unberührt blieb, und mir als Basis dienen konnte... Ich
entwickelte ein Gefühl dafür, was mir grundsätzlich gut
tut und mir dabei hilft, mich zu mir hin, anstatt von mir
weg zu bringen. Ich konnte den Unterschied beider
Verfassungen erleben und begann, mir den Zustand des
‚Mit-mir-Seins', wann immer ich ihn erlebte auch
außerhalb der Shiatsu-Behandlungen bewusst zu
machen und ihn in mir zu verorten... Die Erfahrungen
aus dem Shiatsu halfen mir auch, beim Sport die
Verbindung zu meiner inneren Mitte herzustellen."*

„Shiatsu hat zu mehr Besonnenheit geführt: erst zurücklehnen, inneren Abstand gewinnen, alles in Ruhe betrachten und dann handeln; Shiatsu macht den Weg dazu frei – neue Ideen können aufsteigen." „Mir ist es wichtig, mich während des Shiatsus zu spüren, meinen Körper zu spüren. Ich nutze das als Übungsfeld, im Moment zu sein, auch für den Alltag."

Es passiert vielleicht nicht automatisch und nicht bei jedem, dass die im Shiatsu gemachten Erfahrungen sich auch im Leben manifestieren, aber wenn es geschieht, kann Shiatsu zu einer großen Lebenshilfe werden. Wer die Freiheit geschmeckt hat, die sich im Entspannen und Loslassen im Shiatsu einstellt, der findet sie auch leichter in Lebenssituationen wieder, in denen er sich früher verspannt hat. Unser Körper bzw. das Leben in unserem Körper hat ein eigenes Gedächtnis. Was wir einmal erlebt haben, erinnern wir in ähnlichen Situationen – im einengenden wie auch im befreienden Sinn.

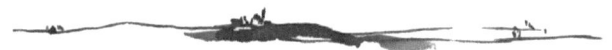

Shiatsu als Puzzleteil eines größeren Ganzen

*„Die wichtigste Schlüsselerfahrung war für mich
jedoch ein 13-wöchiger Aufenthalt in einer
psychosomatischen Klinik. Shiatsu allein hätte nicht
ausgereicht. Eine Stunde Behandlung alle 14 Tage ist
einfach zu wenig, um ein Leben in Angst und Panik
grundlegend zu verändern... In der Klinik halfen mir
jedoch auch die Erfahrungen aus dem Shiatsu.
In immer mehr Situationen wurde mir jetzt zugänglich,
was ich zuvor in den Behandlungen nur ansatzweise
erlebt habe. Aus meiner früheren Sicht gesehen geht es
mir heute 200 %ig besser. Ich hätte zu der Zeit, in der
ich mit dem Shiatsu begann, nie gedacht, dass es mir
jemals so gut gehen könnte. Im Shiatsu habe ich etwas
erlebt, wonach ich eine Sehnsucht hatte.
Die schönste Erfahrung, die ich mitgenommen
habe, ist das Erleben von Stille im Kontakt
mit mir selbst und dir als Behandler."*

*„Ich habe einen offeneren und weiteren
Geist bekommen, in dem Yoga, Qigong,
Shiatsu und vieles andere mehr ihren Platz
haben und sich miteinander verbinden und
am Ende ineinanderfallen. Alles sind unterschiedliche
Werkzeuge auf dem Weg zum gleichen Ziel."*

*„Diese Einheit aus Physiotherapie/Massage, aber auch
dem energetisch/seelischen Ausgleichenden. Diese*

Einheit, die ich jetzt spüre und wahrnehme, hatte ich vorher gar nicht... Ich kann diese Erfahrung übertragen, wenn ich Qigong übe oder mich selbst behandle. Das hat mir Shiatsu gezeigt. Eine ganz neue Welt habe ich dadurch gewonnen, eine tolle Erfahrung für mich. Und es hat mir gezeigt, dass die verschiedenen Behandlungsformen wie Akupunktur, Shiatsu, Qigong zusammengehören, dass es ein fließender Übergang ist. Das gesamte Feld war eine komplett neue Erfahrung für mich. Und es hat meine Akzeptanz für andere alternative Behandlungsmethoden erhöht.“

„Shiatsu füllt eine Lücke in meinem Leben und passt so gut zu mir. Es ist, als hätte ich ein fehlendes Puzzleteil gefunden. Dies ist auch für andere von außen spürbar. Shiatsu hat einen positiven Einfluss auf mich und gibt mir Ziel und Perspektive. Die Perspektiven, die mir Shiatsu bietet, werden noch weit in meine Zukunft wirken.“

Dass es im Shiatsu zu einem ganzheitlichen Erleben kommen kann, haben wir bereits den verschiedenen Zitaten entnommen. Dass Shiatsu aber auch Teil eines größeren Ganzen ist, etwas, das sich in die Ganzheit des Lebens der Klienten einordnet, zeigt sich in den hier beschriebenen Erfahrungen. Hier wird deutlich, dass Shiatsu nicht die alleinige Ursache für Entwicklungsprozesse ist, sondern nur ein – manchmal wesentlicher – Teil eines größeren Entwicklungsprozesses. Das Leben selbst ist ungeteilt, jeder Teil ist das Ganze und das Ganze ist in jedem Teil enthalten, ähnlich wie bei einem Hologramm. Shiatsu kann dazu beitragen, das zu begreifen. Hier ordnet sich Shiatsu bescheiden in das Mysterium des Lebens ein. Es ist in keiner Weise getrennt von anderen Erfahrungsfeldern, sei es den Erfahrungsfeldern, die sich in einer psychosomatischen Klinik auftun, oder denen, die sich im Qigong oder Yoga eröffnen.

Wem würden Sie Shiatsu empfehlen?

„Shiatsu ist gut für Menschen, die mit sich in Kontakt
kommen wollen und sich entspannen möchten.
Und zwar nicht nur auf körperlicher Ebene,
sondern auch auf seelischer. "

„Für Menschen, die zu Hektik neigen und mit Burnout
zu tun haben, sowohl, wenn sie physisch ausgelaugt
sind, als auch bei psychischen Beschwerden. Shiatsu tut
gut, um mal aus dem Hamsterrad rauszukommen. "

„Shiatsu ist für Realisten und Träumer gleichermaßen
geeignet. Ich sehe Shiatsu als empfehlenswert für jeden,
der in sich etwas verändert haben möchte. "

„Ich würde Shiatsu burnout-gefährdeten
Personen und gestressten Müttern empfehlen, ebenso
Künstlern, besonders den Musikern, da der
Aspekt der Stille einen wunderbaren Gegenpol
bildet, und jedem, der sich gerne berühren lässt
und das Loslassen genießen kann."

„Ich würde das hochsensiblen Menschen empfehlen,
weil ich finde, dass das ganzheitliche, achtsame
Umgehen mit Körper und Gefühlen für diese Menschen
wichtig ist. Ich würde das allen Menschen empfehlen,
die sich aktiv um ihre eigene Gesundheit und ein
Verständnis der Zusammenhänge bemühen. Ich würde
es besonders Frauen empfehlen, weil Körper
annehmen, Körper als was Positives wahrzunehmen,
besonders von Frauen benötigt wird."

„Shiatsu würde ich empfehlen für Personen, die sich
nicht spüren und nur am Tun sind, da es sehr wertvoll
ist, um wieder mit sich in Kontakt zu kommen."

„Ich kann Shiatsu allen empfehlen, die körperliche
Probleme haben oder in Krisen bzw. Stresssituationen
sind. Ich kann es empfehlen, weil Shiatsu sich
nicht auf das Problemalleine konzentriert,
sondern den ganzen Menschen mit seinem Potenzial
sieht, weil hier Zusammenhänge aufgegriffen werden,
die sonst nicht relevant erscheinen."

Shiatsu ist eine Zeit, in der geschehen darf, in der wir Kontrolle aufgeben dürfen und in wachsendem Vertrauen das Leben selbst seine Arbeit tun lassen. Die Stille, die Achtsamkeit und Zuwendung schaffen dabei die Atmosphäre, in der das geschehen kann. Jede Shiatsu-Behandlung ist ein kleines Abenteuer, wir können nie genau voraussagen, was geschehen wird. Aus meiner bald 40jährigen Erfahrung kann ich jedoch sagen, dass noch nie etwas geschehen ist, das sich im Nachhinein als schlecht erwiesen hat, und es ist auch über meine persönlichen Erfahrungen hinaus kein Fall bekannt, wo Shiatsu Schaden zugefügt hat. Dass es nicht immer und vor allem nicht immer gleich hilft, hat es mit vielen Behandlungsmethoden gemein. Aber wir können sagen, dass, wenn es hilft, es aus der eigenen Tiefe heraus hilft. Es bedarf keiner Hilfsmittel von außen. Shiatsu mobilisiert die Selbstheilungskräfte und stärkt die Selbstregulation.

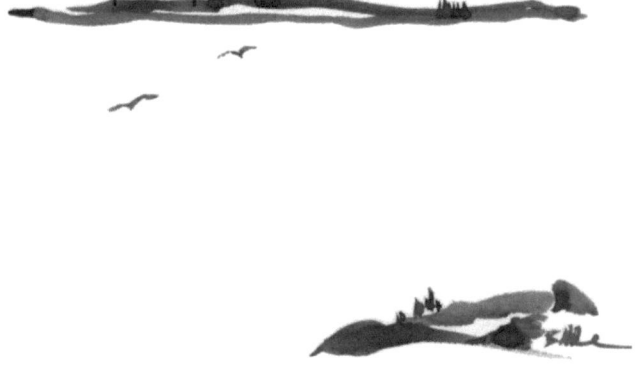

REFLEXIONEN

Wenn eine Idee nicht zuerst
absurd erscheint, taugt sie nichts.
(Albert Einstein)

Wenn wir uns in den Finger schneiden, setzt quasi mit der Verletzung der Heilungsprozess ein. Das Gewebe weiß genau, was es zu tun hat, damit die Wunde verheilen kann. Wenn wir uns einen Knochen brechen, fangen die Knochenzellen an den Bruchstellen unmittelbar an zu wachsen. Damit sie auch aneinanderwachsen können, muss der Knochen lediglich ruhig gestellt werden – heilen tut der Körper ihn selbst. Und wenn wir eine seelische Verletzung erlitten haben, dann beginnen wir sie zu verarbeiten, z.B. nachts in unseren Träumen. Wir stehen erst am Anfang, all diese wundersamen Heilungsprozesse zu verstehen.

Das Leben selbst ist der eigentliche Heiler. Shiatsu ist keine Therapie im engeren Sinn. Shiatsu ist nicht manipulativ, es will nichts Spezielles erreichen, sondern „lediglich" dem Leben ermöglichen, seine Arbeit zu tun, denn das Leben braucht bestimmte Bedingungen, um den Menschen heilen bzw. im Gleichgewicht halten zu können – ähnlich wie der Knochen die Ruhigstellung braucht, um aneinanderwachsen zu können. Im Shiatsu werden solche Bedingungen geschaffen.

Die in diesem Buch angeführten Zitate sind nur eine kleine Auswahl aus einer Fülle von beschriebenen Erfahrungen, die deutlich machen, wie vielschichtig und individuell Shiatsu erlebt wird und wirkt. Aber wie sind die Behandlungserfahrungen und Wirkungen zu erklären? Wenn wir dabei Kräfte anführen, die nicht messbar sind, haben wir es in unserer wissenschaftsorientierten Welt schwer. Seit der Aufklärung hat sich die Meinung verbreitet, dass, was mit den Methoden der Wissenschaft nicht nachgewiesen werden kann, auch nicht existiert. Da tut sich die Lebensenergie, die die Chinesen *Qi* und die Japaner *Ki* nennen, schwer; denn sie lässt sich bis zum heutigen Tag nicht direkt messen.

Ähnlich ging es der Gravitationskraft, deren Wellen erst vor ein paar Jahren entdeckt wurden. An ihr hat aber auch vorher niemand Zweifel gehegt, weil die Schwerkraft für jeden erfahrbar war. Auch hat niemand Zweifel am Vorhandensein von Farben gehabt, bevor die Wissenschaft entdeckt hat, dass das sichtbare Licht aus Schwingungen in einem Frequenzbereich von $3{,}8 \times 10^{-7}$ bis $7{,}8 \times 10^{-7}$ Meter besteht, denn jeder hat sie täglich gesehen. Merkwürdigerweise reicht aber die Tatsache, dass wir leben und eine Körpertemperatur von 37°C haben, nicht aus, um an das Vorhandensein einer Lebensenergie zu glauben.

Das erste Newtonsche Axiom, das *Trägheitsgesetz,* besagt, dass ein Körper in Ruhe verharrt oder sich mit konstanter Geschwindigkeit bewegt, wenn keine Kräfte auf ihn einwirken. Wenn sich der gebrochene Knochen an der Bruchstelle bewegt (wächst), so können wir auf eine Kraft schließen, die dies bewirkt. Ein noch wundersameres Geschehen ist das Zusammenwachsen des Ischias-Nerv mit tausenden einzelner Nervenfasern. Bis auf ganz wenige Ausnahmen finden sich die jeweils zusammengehörenden Nervenenden und wachsen wieder zusammen. Die Kraft, die das alles bewirkt, können wir *Lebenskraft* oder *Lebensenergie* nennen. Sie ist das, was die Lebensbewegungen in unserem Körper, aber auch in unserer Psyche hervorbringt.

Die Lebensenergie ist keine Erfindung der Chinesen, sie haben sie, wie viele andere, lediglich entdeckt. Auch die Inder haben sie entdeckt und *Prana* genannt. *Aristoteles* hat sie entdeckt und *Äther* bzw. *Quintessenz* genannt, eine fünfte, alles durchdringende unsichtbare Kraft, die feiner ist als die bekannten vier Elemente (Feuer, Wasser, Luft und Erde) und im Unterschied zu diesen nicht materieller Natur ist. Im 18. Jahrhundert hat *Franz Anton Mesmer*, der Arzt der Familie Mozart, in Wien entdeckt, dass er eine subtile Energie, die er *Fluidum* nannte, mit seinen Händen auf Patienten übertragen konnte. Es gelang ihm, auf diese Weise Menschen zu heilen, die von den bekanntesten Ärzten Wiens für unheilbar erklärt worden waren. Seine Heilerfolge sind dokumentiert und unstrittig. Gescheitert ist er, weil er für die damalige wissenschaftliche Gesellschaft keine akzeptable Erklärung für seine Heilmethode liefern konnte. Auch *Wilhelm Reich*, ein Schüler Freuds, entdeckte die Lebensenergie und nannte sie *Orgon*. Aus Respekt vor dem Kulturkreis, der Shiatsu hervorgebracht hat, möchte ich diese unsichtbare, hinter allen Lebensprozessen stehende Kraft im Weiteren *Qi* oder *Ki* nennen.

> *In Fragen der Wissenschaft ist die*
> *Autorität Tausender nicht so viel wert,*
> *wie das schlichte Nachdenken eines Einzelnen.*
> *(Galileo Galilei)*

Es ist eine wissenschaftliche Methode, aus Beobachtung und Erfahrung eine Hypothese zu formulieren oder ein Axiom aufzustellen, das zunächst nicht bewiesen werden kann, das dann in weiteren Versuchen und Beobachtungen bestätigt oder widerlegt oder auch modifiziert wird. Eines der bekanntesten Axiome der theoretischen Physik ist das von Newton formulierte Trägheitsgesetz. Es konnte bis zum heutigen Tag durch kein Experiment widerlegt werden.

Dieser Methode möchte ich mich hier bedienen. Die erste Hypothese lautet:

„Aus dem Wunder des Lebens, das sich in jeder Sekunde tausendfach in unserem Organismus vollzieht, können wir auf das Vorhandensein einer Kraft (Ener-

gie) schließen, die für das reibungslose Funktionieren aller Lebensvorgänge und Entwicklungsprozesse verantwortlich ist. Diese Kraft nennen wir Qi."

Wir alle sind vertraut mit dem Wahrnehmen unsichtbarer Kräfte. Da ist z.B. die *Ausstrahlung* eines Menschen. Einen Teil der Ausstrahlung können wir tatsächlich messen, z.B. die Wärmeabstrahlung im Infrarotbereich. Die Ausstrahlung, die ein Mensch aufgrund seiner Persönlichkeit hat, können wir zwar nicht messen, aber wahrnehmen. Über seine Ausstrahlung nehmen wir wahr, ob ein Mensch *authentisch* ist. Für die Wahrnehmung von *Authentizität* haben wir einen – mehr oder weniger ausgeprägten – Sinn, der bei Kindern oft besser funktioniert als bei Erwachsenen, die sich mehr von ihrem Verstand leiten lassen. Aber auch Authentizität können wir nicht messen. Genauso verhält es sich mit der *Atmosphäre*. Zwar können wir einige Parameter der Atmosphäre in der Luft messen und damit Wetterphänomene erklären, die Atmosphäre, die sich in einer Gruppe von Menschen einstellt, in einer Fußballmannschaft oder Firma, aber ist – einstweilen – nicht messbar. Obwohl sie nicht messbar sind, wissen wir alle, dass es Ausstrahlung, Authentizität und eine Atmosphäre im Raum gibt und dass sie maßgeblichen Einfluss auf die energetischen Prozesse in Menschen und Gruppen haben. So können wir aufgrund unserer Erfahrung und Beobachtung eine zweite Hypothese aufstellen:

„Im Menschen und unter den Menschen gibt es eine unsichtbare Kraft, die sich über die Ausstrahlung der Umgebung mitteilt und in der Lage ist, einen Raum zu erfüllen und die Vorgänge in diesem Raum zu beeinflussen. Diese Kraft wollen wir ebenfalls Qi nennen."

Vor mehr als 1600 Jahren schrieb ein Chinese namens Baopuzi:

> *„Der Mensch lebt inmitten von Qi*
> *und Qi erfüllt den Menschen.*
> *Angefangen bei Himmel und Erde*
> *bis zu den zehntausend Wesen,*
> *alles bedarf des Qi, um zu leben.*
> *Wer das Qi zu führen weiß,*
> *nährt im Inneren seinen Körper*
> *und wehrt nach außen hin*
> *schädigende Einflüsse ab."*

Es ist uns mittlerweile ganz selbstverständlich, mit unserem Handy unendlich viele Informationen abrufen zu können, die „in der Luft liegen", Schwingungen, die wir mit unseren fünf Sinnen nicht wahrnehmen können. Wäre es da nicht denkbar, dass es ein ähnliches natürliches Informationsnetz nicht nur in unserem Körper, sondern auch im Raum gibt? Es ist noch lange nicht erforscht, wie unser Immunsystem funktioniert, aber was wir davon wissen, ist schon atemberaubend. Wir entdecken immer mehr von den Vorgängen, die bis in die Molekularebene hinein in Gang gesetzt werden, wenn ein Virus in unseren Körper gelangt – und sind noch lange nicht am Ende. Wie sollten die an diesem Prozess beteiligten Körperzellen koordiniert arbeiten, wenn sie nicht durch ein Informationsnetz gesteuert würden?

Qi, Seele, Geist

Wenn wir einmal einen Blick in die Mythologie unserer Kultur werfen, so hat Gott dem aus Lehm geformten Adam seinen Atem eingehaucht und ihn damit zum Leben erweckt. Das Leben ist der Atem Gottes. Wenn wir in einem Wörterbuch unter dem Begriff „*Anima*" nachschauen, dann finden wir: „Seele, Atem…" und unter dem Begriff „*Spiritus*" (Geist) finden wir, dass Spiritus von *spirare* abstammt, was aus dem Lateinischen kommt und „blasen, hauchen, atmen, leben" bedeutet. Atem, Gott, Geist, Leben, Seele…schwingen untrennbar miteinander, gehen ineinander über. Wenn wir in einem chinesischen Wörterbuch den Begriff „*Qi*" nachschlagen, finden wir „Atem, Hauch, Lebensenergie…" So weit liegen also Ost und West gar nicht auseinander.

Interessanterweise wird sowohl im Deutschen wie auch im Chinesischen und Japanischen der Begriff „Geist" in zwei Bedeutungen benutzt. Zum einen ist es unser Geist als Bewusstseinsträger, mit dessen Hilfe wir denken, und auf der anderen Seite bezeichnet der Begriff in allen drei Kulturen das, was den Körper verlässt, wenn er stirbt und dann als Geist (Gespenst) existiert. Die Begriffe „Geist" und „Seele" gehen hier ineinander über.

Nun könnten wir uns als aufgeklärte Menschen über solchen antiquierten Geisterglauben erheben, wenn es nicht mittlerweile eine seriöse Forschung zu Nahtoderfahrungen gäbe. Dank moderner Reanimationstechniken konnten tausende von Menschen nach ihrer Wiederbelebung interviewt werden. Diese Menschen waren schon einmal für eine kurze Zeit ein „Geist" – zur Zeit ihres klinischen Todes losgelöst vom physischen Körper. Ihre erstaunliche Entdeckung war, dass sie nicht nur außerhalb vom physischen Körper ihr Bewusstsein behielten, sondern sich dieses Bewusstsein sogar auf eine beglückende Weise erweiterte. Erleben und Begreifen fielen in diesem Zustand in eins zusammen. Die Vermutung von Kritikern, dass es sich bei diesen Vorgängen um eine Art Halluzination handelt, die von Restströmen im Gehirn verursacht werden, konnte durch die Tatsache widerlegt werden, dass die Betroffenen fehlerfrei die Vorgänge im Raum – oft der Operationssaal – beschreiben konnten, wozu eine große Hirnleistung notwendig ist. Einer der Patienten war sogar bei Bewusstsein, während sich bei ihm gar keine Hirnströme mehr messen ließen. Das heißt, es gibt ein Bewusstsein, das sich zwar des Gehirns bedient, aber seiner nicht bedarf, um zu existieren. Für den Kardiologen und Wissenschaftler Pim van Lommel war das eine sein Weltbild erschütternde Erkenntnis. [2]

Interessant war, dass sich die Betroffenen während ihres klinischen Todes als Bewusstseinsfeld über ihrem physischen Körper erlebten, also in einer in Zeit und Raum definierten Position. Bei tieferen Nahtoderfahrungen, so erfahren wir aus vielen voneinander unabhängigen Berichten, löst sich das Erleben von Zeit und Raum völlig auf.[3] Interessant ist hier noch die Tatsache, dass sich in diesem Zustand niemand mehr mit seinem Körper identifiziert hat, sondern ganz mit dem vom Körper entfernten Bewusstseinsfeld, das wir auch Seele nennen können. Dieses Feld scheint, wenn wir den Forschungen Glauben schenken wollen, unsere eigentliche Identität zu sein. Ohne die Seele ist der Körper nicht lebensfähig, das Herz hört auf zu schlagen und sämtliche Körperfunktionen kommen zum Erliegen. Mit der Rückkehr der Seele in den Körper kehrt der Körper zum Leben zurück und der Mensch zu einem Leben *im* Körper, d.h. die für eine kurze Zeit vom Körper getrennte Bewusstseinsenergie durchdringt den Körper wieder. Liegt da nicht die Annahme nahe, dass die Steuerung der Lebensvorgänge – der körperlichen, wie auch der seelisch-geistigen – durch eben dieses Bewusstseinsfeld geschieht?

---

[2] Vgl. hierzu Pim van Lommel: *Endloses Bewusstsein*, Düsseldorf 2009
[3] Dies schildert in beeindruckender Weise z.B. Anita Moorjani in ihrem Buch *Heilung im Licht*, München 2015

Die Shiatsu-Berührung

„Die Art der Berührung geht in die Tiefe
und berührt die Seele.“

Das Ziel der Shiatsu-Berührung ist nicht der Körper, wie bei verschiedenen anderen manuellen Behandlungsformen, sondern das Qi. Das Qi durchdringt den Körper und versorgt jede Zelle mit Energie, ähnlich wie es auch das Blut tut. Die *Meridiane* sind die Hauptleitbahnen, in denen das Qi sich im Körper verströmt, vergleichbar mit den Flüssen in der Natur. Aber so wie das Wasser nicht nur in den Flüssen zu finden ist, sondern auch in der Erde und in der Luft, so findet sich auch das Qi nicht nur in den Meridianen als Fluss, sondern im ganzen Körper als Feld. Die Shiatsu-Berührung sucht den Kontakt mit der in den Meridianen fließenden Energie wie auch mit dem Feld. Beides sind Aspekte des Qi und das Qi reguliert gleichzeitig körperliche wie auch seelische und geistige Prozesse. Auf der Ebene des Qi sind Körper, Geist und Seele nicht getrennt:

„Im Shiatsu werden über den Körper die Seele und der Geist im Sinne von Lebenshaltung berührt… Die Shiatsu-Berührung ist für mich eine ‚reine Berührung‘, ohne Öle usw., auf der Kleidung, senkrecht in die Tiefe des Menschen – einfach und klar.“

Auf diesem Hintergrund wird vielleicht auch verständlich, warum Menschen durch die Berührungen im Shiatsu das Gefühl haben, ihre Identität gefunden zu haben und sie selbst geworden zu sein.

In der abendländischen Kultur haben wir mit der Aufklärung begonnen, die Dinge objektiv, *von außen* zu betrachten. Da erscheinen Körper, Geist und Seele voneinander getrennt zu sein. Im Shiatsu erleben wir uns *von innen*, und da *erfahren* wir, dass Körper, Geist und Seele eine Einheit sind. Welche Vorstellungen wir vom Leben entwickeln, hängt maßgeblich von der Perspektive ab, aus der wir schauen, ob wir es von außen betrachten oder von innen erleben. Das Leben anderer Menschen und Tiere können wir zunächst einmal nur von außen betrachten, unser eigenes hingegen können wir von innen erleben.

Aber wie geht es, in der Berührung einen Meridian zu treffen? Was der ungeschulte Betrachter von außen sieht, ist lediglich eine Körperberührung – meist da, wo auch Muskeln verlaufen. Die Antwort ist ganz einfach: Die Behandlerin stimmt sich auf den Meridian ein, den sie mit ihrer Berührung erreichen will. Das ist ein in gewisser Weise geheimnisvoller Vorgang. Stimmt sie sich auf den Muskel ein, so trifft sie den Muskel, und stimmt sie sich bei der Berührung der gleichen Stelle auf den Meridian ein, so trifft sie den Meridian. Entsprechend entfalten sich aus den beiden Berührungen auch unterschiedliche Wirkungen. Interessanterweise haben auch ungeschulte Klienten oft einen Sinn dafür, wann ein Meridian getroffen ist und wann nicht. Das zeigt, dass die Shiatsu-Berührung nichts künstlich Antrainiertes, sondern etwas ganz Natürliches ist.

Die Ausrichtung der Aufmerksamkeit (Achtsamkeit) – die der Behandlerin wie auch die des Klienten – spielt dabei eine entscheidende Rolle. Äußerlich gesehen berührt der Daumen den Körper, das eigentliche Geschehen aber ist, dass das Qi der Behandlerin das Qi des Klienten sucht und, wenn der Punkt oder Meridian gut getroffen wird, auch findet. Dies mag zunächst einmal merkwürdig klingen, aber die Schwingungslehre der Physik liefert uns ein plausibles Erklärungsmodell.

Shiatsu ist ein Resonanzgeschehen

Unser *Qi-Feld* ist ein *Schwingungsfeld* und Schwingungsfelder sind grundsätzlich resonanzfähig. Resonanz zwischen zwei (oder mehr) Schwingungsträgern entsteht, wenn diese die gleiche Eigenschwingung haben. Resonanz heißt, dass die Schwingungssysteme miteinander zu schwingen beginnen, und in diesem Miteinanderschwingen übertragen sich Energie und Informationen von einem Schwingungsträger auf den anderen. Dabei gibt es keine Einbahnstraßen.

„Die Verbindung zwischen Dir und mir ist fast wie eine Verschmelzung; die Hand auf dem Bauch ist für mich besonders intensiv – das ist wie ein „Andocken"; ein Austausch findet statt – eine Verbindung entsteht, so dass ich ganz entspannt bereit bin, Informationen ‚rüberfließen' zu lassen – und zwar in entspannter Weise: Ich muss nichts aktiv dafür tun, außer nur die Verbindung zulassen. Hierfür ist Vertrauen in die Behandlerin, eine vertrauensvolle Atmosphäre notwendig."

Übertragungsphänomene wie auch die Tatsache, dass wir unbewusst unglaublich viele Informationen von einem anderen Menschen aufnehmen, wenn wir mit ihm in Kontakt treten, sind in der Psychologie schon lange bekannt. Dass es im Menschen einen Sinn gibt, mit dem er den Informationsfluss wahrnehmen kann, ist jedoch verblüffend. Bei diesem „Rüberfließen" von Informationen handelt es sich um einen breiten Strom. In ihm sind zu viele Informationen enthalten, als dass wir sie mit unserem Verstand einzeln erfassen könnten. Trotzdem werden sie verarbeitet, aber eben nicht vom Kopf, sondern im *Qi-Bewusstseinsfeld*.

Wenn wir die ganze Welt als ein Schwingungssystem sehen, dann schwingt potenziell alles miteinander: wir in uns, wir mit den Mitmenschen und wir mit der Welt. Wenn dieses Miteinanderschwingen aus irgendwelchen Gründen unterbrochen ist, fühlen wir uns allein, isoliert und verloren. Beginnen wir wieder in Resonanz mitzuschwingen, so fühlen wir uns verbunden, aufgehoben und geborgen.

Der Soziologe Hartmut Rosa beschreibt in seinem preisgekrönten Buch „Resonanz"[4] dieses Miteinander-schwingen als die Basis eines guten, glücklichen und gelingenden Lebens. So versteht er z.B. eine Depression als den Ausdruck eines unterbrochenen oder stark beeinträchtigten Resonanzgeschehens. Sich am Leben, an der Natur, an einer Blumenwiese nicht mehr erfreuen zu können, die Fähigkeit verloren zu haben, sich von einem Gedanken, einer Idee oder einem Bild inspirieren zu lassen, beschreibt für ihn einen Verlust an Lebendigkeit und Lebensfreude – bis hin zur Depression.

Was für den Soziologen ein plausibles Erklärungsmodell ist, ist für die Shiatsu-Behandlerin wie auch für viele Klienten erfahrbare Realität:

„Ich erlebte, dass durch die Berührung oder schon die Annäherung an die Punkte eine bis dahin noch nicht erfahrene energetische Verbindung entstand, die physisch wahrnehmbar war."

Das Qi ist erfahrbar. Wir sind von Natur aus mit einem Sinn dafür ausgestattet. Je mehr wir jedoch die Welt, das Leben, uns selbst von außen betrachten, desto mehr verkümmert dieser Sinn.

---

[4] Hartmut Rosa: *Resonanz*, Berlin 2016

Das Qi-Feld als Sinn

Unsere Ohren sind in der Lage, Schallwellen im Frequenzbereich von 16 Hz bis 19.000 Hz zu empfangen und an unser Gehirn weiterzuleiten. Mit unseren Augen können wir Lichtwellen von $3,8 \times 10^{-7}$ bis $7,8 \times 10^{-7}$ Meter wahrnehmen. Wir können nicht sagen, welcher Art die Schwingungen sind, die wir mit unserem Qi-Feld erfassen können, aber wir können aus Erfahrung sagen, dass wir mithilfe dieses Feldes sowohl Vorgänge in unserem Inneren wie auch in der Außenwelt unmittelbar erfahren können. Wir können dieses Feld als einen verfeinerten Tastsinn begreifen; verfeinert, weil wir damit in der Lage sind, Dinge und Vorgänge zu spüren, bevor es zum körperlichen Kontakt kommt, wie es der oben zitierte Klient beschreibt. Er sagt, dass schon die Annäherung an die Punkte eine physisch wahrnehmbare energetische Verbindung entstehen lässt. Vermutlich hat er während dieses Erlebens, wie die meisten Shiatsu-Klienten, die Augen geschlossen gehabt.

Genauso können wir die Aussage des Klienten deuten, der sagt, dass er bei Geschäftsreisen in China vor allem mit älteren Menschen eine ähnliche Verbindung herstellen konnte, wie er sie im Shiatsu erfahren hat. Das lässt vermuten, dass dieser Sinn traditionell in China bzw. Asien noch ausgeprägter ist als bei uns. Eine ältere Japanerin beschrieb mir einmal, wie ihr auf einer traditionellen Musikschule beigebracht wurde, vor dem Betreten eines Raumes diesen Raum mit ihrem Ki auszufüllen und so zu erspüren. Für diesen Vorgang gibt es im Japanischen einen eigenen Begriff: „*kehai*". Wörtlich übersetzt heißt es „sein Ki ausbreiten". Interessanterweise kennen junge Japaner dieses Wort meist nicht mehr. Als ich vor bald 40 Jahren in Japan lebte, hatte ich immer das Gefühl, mich wie ein Elefant im Porzellanladen zu bewegen – wie sehr ich mich auch bemüht habe zu erspüren, was die Situation erfordert. Ich hatte das Gefühl, alle anderen nehmen etwas wahr, das mir nicht zugänglich war. Das ging eindeutig über kulturelle Gepflogenheiten, mit denen ich naturgemäß nicht vertraut war, hinaus. Heute weiß ich aus Erfahrung, dass es sich dabei um eine Wahrnehmung mit dem Qi-Feld gehandelt hat.

Ich glaube, dass dies auch der Sinn ist, mit dem die Schildkröten der Weltmeere ihren Weg in Raum und Zeit finden, um sich in einer bestimmten Vollmondnacht an einem bestimmten Strand zu treffen, um dort gemeinsam ihre Eier abzulegen. Wir wissen aus Beobachtungen, dass sie das tun und wir wissen auch, dass es etwas geben muss, das ihnen die dazu notwendige Orientierung gibt. Aber wir wissen – noch – nicht, was das ist.

Wenn eine Klientin formuliert: „*Mir wird klarer, wie ich ‚in der Welt bin'*", dann beschreibt sie einen Vorgang der Orientierung – im Leben, in der Welt. Dies ist der Ausgangspunkt für eine weitere Hypothese:

„*Das Qi-Feld ist ein Sinn, mit dessen Hilfe wir uns, die Welt und uns in der Welt wahrnehmen und orientieren können.*"

Allem Leben wohnt dieser Sinn inne und er hat fundamentale Bedeutung für das Gesamtgefüge des Lebens, aber wir können uns seiner in unterschiedlichem Grad bewusst sein. In den Tieren zeigt er sich als das, was wir *Instinkt* nennen, im Menschen hat er mit dem zu tun, was wir als *Intuition* bezeichnen, ein *Gespür* für Situationen, Menschen und Lebensabläufe. Wenn es ein Qi-Feld gibt und dieses Feld tatsächlich eine Art Sinn sein sollte, und wenn wir im Shiatsu – Behandlerin wie auch Klient – Zugang zu diesem Sinn bekommen sollten, dann liefert das eine Erklärung für viele der beschriebenen Erfahrungen.

Spürendes Bewusstsein

Verstehen heißt: mit dem Herzen hellsehen.
(Victor Hugo)
Wir können dieses Qi-Feld auch als *spürendes Bewusstsein* bezeichnen, als ein Bewusstsein, zu dem wir

über das Spüren Zugang finden. Im Unterschied zum *denkenden Bewusstsein* ist mit dem spürenden Bewusstsein immer eine Erlebnisqualität verbunden. Für Kant war die „reine Vernunft", eine von subjektivem Empfinden befreite Art, die Dinge zu betrachten, das Ideal. Nur so, glaubte er, könne man die Dinge sehen, wie sie sind. Aber wir können Dinge auch mit dem Herzen erfassen. Um eine Blume zu verstehen, können wir sie betrachten, in ihre Bestandteile zerlegen und analysieren, oder wir können sie lieben. Der Blumenliebhaber versteht – auf seine Weise – viel von Botanik.

Wenn man einen Japaner fragt, womit er denkt, so zeigt er nicht, wie wir es tun würden, auf den Kopf, sondern auf sein Herz. In dem japanischen Begriff für Herz *Kokoro* vereinigen sich Denken und Fühlen miteinander, deswegen wird *Kokoro* auch meistens als Herz-Geist übersetzt. Im spürenden Bewusstsein sind Spüren und Begreifen vereint. Im Unterschied zum denkenden Bewusstsein ist es unmittelbar, es bietet uns die Möglichkeit, auch komplexe Zusammenhänge als ein ungeteiltes Ganzes zu erfassen. Das macht es aber auch sehr schwer, die im spürenden Bewusstsein erfassten Vorgänge in Worten zum Ausdruck zu bringen, denn Worte sind selektiv. Sie trennen voneinander, was im Erleben als Ganzes erscheint. Deshalb ist es auch überaus schwer zu beschreiben, was im Shiatsu erfahren wurde. Im Shiatsu betreten wir den Raum des spürenden Bewusstseins. Darin besteht sein Wert.

Wir könnten viele Parameter untersuchen, den Blutdruck, die Hormonausschüttung, die Atemfrequenz etc., aber wir würden immer nur Teilaspekte eines Geschehens erfassen, das sich im spürenden Bewusstsein zu einer Einheit zusammengefunden hat. Weder das Denken, noch Worte, noch Messungen können das zentrale Geschehen im Shiatsu erfassen. Aber das Shiatsu-Erleben ist in der Lage, unser Denken, unsere innere Haltung und Einstellung zu verändern. *„Im Shiatsu werden über den Körper die Seele und der Geist im Sinne von Lebenshaltung berührt"*, sagt eine Klientin und bringt damit zum Ausdruck, dass, was sie im spürenden Bewusstsein erfahren hat, sich auch in Veränderungen in ihrem denkenden Bewusstsein zeigt.

Der Behandlungszustand

Der Zustand, in den die Klientin während der Behandlung eintaucht, unterscheidet sich vom normalen Wachbewusstsein. Es ist ein meditativer Zustand, der unterschiedlich tief sein kann und in dem – je nach Tiefe – unterschiedliche Ebenen des Daseins erfahren werden können. Dabei ist es nicht so, dass die Ebene des normalen Wachbewusstseins verlassen wird, vielmehr erweitert sich das Wachbewusstsein in die Tiefe hinein.

In unserem Alltags- oder Oberflächenbewusstsein erleben wir uns überwiegend getrennt von der Umgebung und von den Menschen um uns herum. Unsere Haut trennt innen und außen voneinander, und wir in unserer eigenen Persönlichkeit unterscheiden uns von allen anderen Menschen. Je tiefer wir aber in diesen meditativen Behandlungszustand hineinsinken, desto deutlicher erleben wir die Verbundenheit bis hin zur Einheit, die oft als Verschmelzung erfahren wird. Es ist nicht die Frage, ob die Welt von uns getrennt ist oder eins mit uns, denn sie ist beides. Aber je nachdem, von welcher Ebene wir sie betrachten bzw. auf welcher Ebene wir sie erleben, erfahren wir eben unterschiedliche Aspekte der Wirklichkeit.

Einheit und Verschmelzung im Inneren zu erleben, hindert uns nicht daran, differenziert zu denken und die Unterschiede an der Oberfläche wahrzunehmen. In der Tiefe erleben wir gleichsam den Boden, aus dem die verschiedenen Pflanzen sich nähren und wachsen. Das hindert sie nicht daran, in Farbe und Form einzigartig und voneinander getrennt zu sein.

Nicht selten ist es so, dass aus der Tiefe des Behandlungszustandes Bilder und Erkenntnisse auftauchen, die wegweisend sein können. Es scheint, dass wir in diesem Zustand Zugang zu einem Wissensfeld bekommen können, in dem nicht nur die Erfahrungen der Vergangenheit gespeichert sind, sondern auch die Potenziale, die noch eingefaltet in uns schlummern.

Entwicklungsprozesse

In der ersten Stammzelle, die sich nach der Vereinigung von Ei- und Samenzelle bildet, sind bereits alle Entwicklungspotenziale, die uns später zu einem fertigen Menschen werden lassen, enthalten. In den darauffolgenden neun Monaten vollzieht sich ein kleines Wunder: Aus einer einzigen Zelle wächst ein ganzer Mensch – ausgestattet mit allen für das Leben wichtigen Funktionen. Aber die Entfaltung ist damit noch keineswegs zu Ende. Körperliches Wachstum, der Vollzug der Geschlechtsreife, die Entfaltung geistiger Fähigkeiten und seelischer Lebendigkeit entwickeln sich in einer hilfreichen Umgebung ganz von alleine weiter.

Ähnlich wie in einer Eichel schon der ausgewachsene Eichbaum enthalten ist, so ist auch das, was wir am Ende sein werden, schon am Anfang in uns verborgen. Damit die Eichel aber zum Eichbaum werden kann, sind bestimmte Bedingungen notwendig. Die Eichel braucht Erde und Wasser, die sie mit Mineralstoffen versorgen, und sie braucht Licht, um zu wachsen, nicht zu vergessen den Raum, in den hinein sie sich ausbreiten kann. Pflanzen wir eine Eichel in einen Blumentopf ein, so wird sie auch wachsen, aber nie zu einem Eichbaum werden, der in Größe und Erscheinung seiner Natur entspricht.

Neben den äußeren Bedingungen, Nahrung, Wärme und Licht, brauchen wir Menschen zum Wachsen noch Zuwendung, Liebe und eine gewisse Freiheit, in der sich unser Wachstum vollziehen kann. Der körperliche Teil dieses Wachstumsprozesses ist sichtbar, der seelisch-geistige Teil ist unsichtbar.

Nicht bei allen Menschen waren die Voraussetzungen für Wachstum und Entfaltung auf allen Ebenen gegeben. Manchen Menschen mangelte es an Nahrung, anderen an Zuwendung und Liebe, und dies mag dazu geführt haben, dass sie nicht in das hinein wachsen konnten, was sie eigentlich sind. Die Lebensumstände können das Wachstum verhindern oder beeinträchtigen, was sie aber nicht vermögen, ist, das Wachstumspotenzial zu zerstören. Der Eichbaum, der auch nach 20 Jahren in seinem Blumentopf nur die Größe einer Zimmerpflanze erreicht hat, wird beginnen, seiner Art entsprechend weiterzuwachsen, wenn wir ihn im Wald einpflanzen.

Im Shiatsu sind es z.B. der Respekt und die Zuwendung, das Angenommensein, das der Klient in der Berührung erfährt, was innere Wachstumsprozesse möglich macht. Dies könnte aber nicht geschehen, wenn in ihm nicht ein Wachstumspotenzial angelegt wäre. Ähnlich wie bei der Selbstheilung und Selbstregulation, bei der nicht der Shiatsu-Behandler heilt und reguliert, sondern die einem jeden Menschen innewohnende Lebenskraft (Qi), so ist es auch hier nicht der Behandler, der seinen Klienten entwickelt, sondern das Leben selbst, das sich im Klienten entfaltet.

Diese Tatsache entlastet die Shiatsu-Praktikerin sehr, denn *sie* muss nicht wissen, wie man heilt und *sie* muss nicht wissen, welche Wachstumsschritte jetzt gerade dran sind; vielmehr kann sie darauf vertrauen, dass *das Leben* bzw. *das Qi* um den nächsten Schritt in dem sich vollziehenden Heilungs- oder Wachstumsprozess weiß. Staunend sind wir Shiatsu-Praktiker Zeuge eines Prozesses, in dem das Leben seine Arbeit tut. Wir müssen ja auch nicht dem Eichbaum sagen, wie er wachsen soll, ebenso wenig, wie wir unseren Nieren sagen müssen, wie sie zu arbeiten haben. Sie tragen ja das Wissen in sich. Wir schaffen nur die Bedingungen, unter denen das geschehen kann. So wird das Leben selbst zum Lehrer des Shiatsu-Praktikers.

Wenn ein Klient sagt, es war, „*wie wenn ich ein Gefühl gefunden hätte, wonach ich seit meiner Geburt gesucht habe*", dann ist das ein Hinweis darauf, dass Shiatsu an etwas rührt, das tief in uns verborgen liegt.

An dieser Stelle können wir eine vierte Hypothese aufstellen:

„In jedem Menschen ist ein körperliches, seelisches und geistiges Wachstumspotenzial vorhanden. Das Qi ist die Kraft, die dieses Potenzial zur Entfaltung bringt."

Transpersonale Erfahrungen

Den transpersonalen Erfahrungsraum, in dem wir die Grenzen unseres kleinen Ich überschreiten, betreten wir, wenn wir ganz in der Tiefe bei uns angekommen sind – tiefer, als unsere persönlichen Belange und unser normales Körpererleben reichen. Das ist zumindest das Tor, das sich im Shiatsu immer mal wieder als ein großes Geschenk öffnet. Wenn Menschen beschreiben, dass sie sich im Shiatsu ganz fallen lassen können, dann fallen sie in den transpersonalen Erfahrungsraum. Sie fallen vom Oberflächenbewusstsein ins Tiefenbewusstsein, von der äußeren Welt in die innere Welt. Beides ist ein Teil von ihnen.

Aber wer oder was fällt da? Da ist das Oberflächenbewusstsein und das Tiefenbewusstsein, und beides sind wir, und dann gibt es da noch etwas, das das Gefühl hat, von hier nach dort zu fallen, nämlich unser Ich. Wir sind die Oberfläche und wir sind die Tiefe, aber solange wir noch nicht in einem Bewusstsein leben, das beides umspannt, pendeln wir in gewisser Weise hin und her. Was wir *sind*, zeigt sich in den verschiedenen Bewusstseinszuständen, womit wir gerade identifiziert sind, zeigt das Erleben unseres Ich. Erinnern wir uns an den Klienten, der folgendes Erleben beschrieb:

„Ich habe mich in einen völlig neuen Zustand hinein-fallen lassen können, der sehr beglückend war. Ich habe mich von innen heraus erlebt. Ich versank in mich selbst, schaute nach außen auf eine turbulente Oberflä-che und fühlte mich in absoluter Ruhe, wie im Auge eines Wirbelsturms."

Da ist nach wie vor die turbulente Oberfläche, aber eben gleichzeitig die tiefe Ruhe. Dieser Zustand ist gekennzeichnet durch ein Bewusstsein, das die Ebene des Alltagsbewusstseins und die des Tiefenbewusst-seins umspannt. Das unterscheidet ihn vom Schlaf, in dem wir zwar auch die Welt des Tiefenbewusstseins betreten, jedoch die des Wachbewusstseins verlassen. Aber gerade das *bewusste* Eintauchen in die Tiefe of-fenbart uns, dass wir mehr sind als unser Wach-Ich.

Auch Menschen, die sich in Nahtoderfahrungen für eine kurze Zeit von ihrem Körper gelöst haben, betreten einen transpersonalen Erfahrungsraum. Was sie über kulturelle und religiöse Grenzen hinweg berichten, lässt uns erahnen, welcher Art die Welt des (reinen) Qi ist.

Alle, die das erfahren haben, haben die Angst vor dem Tod abgelegt.

Die Angst vor dem Tod ist vielleicht die größte Angst, die wir Menschen haben, und sie schwingt vermutlich im Hintergrund aller unserer Ängste mit. Der Gegenpol zur Angst ist das Vertrauen und der Gegenpol zur Angst vor dem Tod das Urvertrauen. Hier ist unser Vertrauen nicht mehr an die Bedingung geknüpft, dass sich alles so entwickelt, wie wir es uns wünschen und erhoffen, sondern wir erfahren ein Vertrauen, das an keine Bedingungen geknüpft ist. Ein Vertrauen, das einfach so und ohne Grund auftaucht.

Wenn Menschen ihrer Seele in Nahtoderfahrungen in Losgelöstheit, also „in Reinform" begegnen, dann ist das meist ein überwältigendes, das ganze Leben veränderndes Erlebnis. Wenn Menschen ihrer Seele in der Verbundenheit mit dem Körper begegnen, ist das Erleben meist „leiser", unauffälliger. Trotzdem kann daraus tiefes Vertrauen, am Ende ein Urvertrauen wachsen, in dessen Gegenwart Lebensängste aller Art zurückgehen können. In einigen der angeführten Zitate wird dies ja auch zum Ausdruck gebracht.

Ich habe wiederholt erlebt, dass Menschen, die ich vor ihrem Tod mit Shiatsu begleitet habe, zwar nicht von ihrer Krankheit geheilt wurden, aber die Angst vor dem Tod verloren haben. Viele Jahre habe ich nach Erklärungen dafür gesucht, bis ich mich intensiver mit der Forschung zu Nahtoderfahrungen beschäftigt habe. Dann ist mir klar geworden, dass das Bewusstseinsfeld, in dem sich die Menschen während ihres klinischen Todes befinden, das gleiche Feld ist, das uns Lebenden in unserem Körper begegnet. Oftmals beschreiben die Betroffenen ja auch, wie sie – meist im Moment erfolgreicher Reanimation – wieder in ihren Körper hineingegangen sind. So gesehen sind transpersonale Erfahrungen Seelenerfahrungen. Mir ist klar geworden, dass dies nicht nur eine Erklärung für das Verschwinden der Angst vor dem Tod ist, sondern ein Schlüssel zum Verstehen des Shiatsu-Geschehens überhaupt.

In vielen Religionen, auch in der christlichen, gibt es ein Streben nach dem Jenseits, einem Zustand, der unbelastet ist durch körperliche und egoistische Bedürfnisse. Aber wie auch immer es nach dem Tod, also nach der Trennung von Körper und Seele, weitergehen mag, unser Leben macht aus, dass Seele und Körper verbunden sind. Je mehr und je besser sie verbunden sind, so können wir annehmen, desto besser leben wir. Im Shiatsu suchen wir die Seele (das Qi) nicht außerhalb unseres Körpers, sondern in ihm. Wenn eine Klientin sagt *„das Wesentliche am Shiatsu ist die Mischung und Kombination, dass das Seelische mit dem Körperlichen in Berührung geht, es sich gegenseitig heilen kann"*, dann beschreibt sie genau diesen Zusammenhang.

Die transpersonale Erfahrung im Shiatsu ist keine Erfahrung jenseits des Körpers, sondern eine Erfahrung *im* Körper, keine Todeserfahrung, sondern eine Lebenserfahrung.

Warum Shiatsu ein Geschenk ist

Ein Geschenk ist etwas, das man bekommt, und nicht etwas, das man sich kauft. Was wir kaufen, ist berechenbar. Wir wissen, was wir haben wollen, bezahlen dafür und bekommen die gewünschte Ware. Im Shiatsu können wir nicht vorhersagen und berechnen, was geschehen wird, vielmehr bekommen wir etwas vom Leben, von den Lebenskräften geschenkt. Oft werden wir dabei reich beschenkt.

Dabei ist es nicht so, dass uns das Leben irgendetwas vorenthalten würde. Der Grund dafür, dass wir nicht immer reich beschenkt werden, liegt mehr in uns selbst, in unserer mangelnden Fähigkeit, uns zu öffnen und vertrauensvoll geschehen zu lassen. Zum Glück ist das etwas, das wir lernen können bzw. in das wir hineinwachsen können.

Früher hatten die Menschen Gottvertrauen, Gott und Leben waren eng miteinander verbunden. Aber für viele Menschen ist Gott zu einer abstrakten Größe geworden, an die sie nicht mehr glauben mögen. Das

Leben hingegen ist erfahrbar – in jedem Atemzug. Und das Leben hält viele Erfahrungen für uns bereit, an seiner Existenz gibt es keine Zweifel, auch wenn es ein großes Mysterium bleibt.

Im Shiatsu wenden sich Behandlerin und Klientin dem Leben zu, öffnen sich ihm – soweit sie es vermögen – vertrauensvoll. Und das Leben beginnt in ihnen zu wirken. Auch das Leben ist ein Geschenk, das wir täglich neu bekommen. Selbst wenn wir manchmal in der Illusion leben, das Leben im Griff zu haben, ändert es nichts an der Tatsache, dass es uns geschenkt und irgendwann auch wieder genommen wird. „Leben ist das, was passiert, während du eifrig dabei bist, andere Pläne zu machen", hat John Lennon einmal gesagt.

Das Wunder des Lebens wird uns zuteil, wenn wir uns ihm öffnen. In der Stille und Achtsamkeit einer Shiatsu-Behandlung haben wir die Zeit und den Raum dafür.

Wuwei

In der chinesischen Tradition spielt der Begriff *Wuwei* eine große Rolle. Wörtlich übersetzt heißt das „nicht(s) tun". Gemeint ist damit ein Zustand tiefer Wachheit, in dem wir nichts tun, aber ganz viel geschieht. Das Ich öffnet sich dem Leben und überlässt sich dem Wirken des Qi. Was von der Wissenschaft so schwer zu erfassen ist, kann im Zustand des Wuwei erfahren werden. Die Klientin, die gesagt hat: *„Im Shiatsu ist für mich das Entscheidende, dass man mehr loslässt, und nicht machen muss"*, hat den Schlüssel dazu gefunden.

Shiatsu ist individuell

An den Zitaten haben wir gesehen, wie unterschiedlich die Erfahrungen sind, die Menschen in Shiatsu-Behandlungen machen. Das mag auch daran liegen, dass die Behandler unterschiedlich sind und selbst ein und derselbe Behandler ganz unterschiedliche Behandlungen geben kann. Vor allem aber liegt es daran, dass die Menschen, die zum Shiatsu gehen, einzigartige Individuen sind, die auf die Begegnung mit dem Qi auf ihre eigene Art reagieren.

Stellen wir uns vor, wir gingen mit einer Gruppe von Menschen zur gleichen Zeit ins gleiche Meer, und wir würden sie später fragen, wie es ihnen ergangen ist. Die Erfahrungen, über die sie berichten, können völlig unterschiedlich sein. Das Spektrum reicht von großem Vergnügen bis zur Todesangst bei den Nichtschwimmern, die das Meer bis dahin gemieden haben. Nicht das Meer ist unterschiedlich, sondern die Reaktion darauf. Noch größer würden die Unterschiede vermutlich werden, wenn wir mit ihnen nicht an einem heißen

Sommertag, sondern an einem kühlen Herbsttag im Meer baden würden, und nicht mit Badeanzug oder Badehose, sondern nackt. In solchen Situationen zeigen sich die persönlichen Eigenarten, Vorlieben und Empfindsamkeiten.

Auf Shiatsu übertragen heißt das, dass sich in der Begegnung mit dem Qi so unterschiedliche Wirkungen einstellen, weil die Menschen so unterschiedlich sind, sich in unterschiedlichen Entwicklungsphasen befinden und auch ganz unterschiedliche Vorstellungen vom Leben haben. Anders ausgedrückt könnte man sagen, dass die Wirkung des Qi ganz individuell zugeschnitten ist auf die momentane Verfassung und Situation des Klienten. Das Qi deckt gleichsam auf, wie es im Klienten im Moment aussieht – und es bietet Lösungen an.

Es gibt keine Lösungen im Leben.
Es gibt Kräfte in Bewegung:
die muss man schaffen; die Lösungen folgen nach.
(Antoine de Saint-Exupéry)

Wenn im Shiatsu das Qi eingeladen wird zu fließen, dann zeigen sich oft auch die Widerstände, die es am Fließen hindern. Diese Widerstände können ihren Ursprung in seelischen Blockaden, nicht verarbeiteten traumatischen Erlebnissen haben und mit entsprechenden physischen und psychischen Beschwerden einhergehen. Sie zeigen sich „im Lichte des angeregten Qi".

Die Lösung, die das Qi anbietet, ist denkbar einfach: fließen. Da das Qi seiner Natur nach fließt, müssen wir es nicht fließen *machen*, es reicht, wenn wir es fließen *lassen*. Wenn uns das gelingt, beginnt *es* in uns zu arbeiten.

Manchmal haben wir in solchen Prozessen nur ein ganz nebulöses Gefühl für dieses Geschehen, und manchmal zeigen sich die inneren „Arbeitsprozesse" in großer Klarheit. Manches löst sich auf, ohne dass wir im Detail wissen, um was es geht, und manches gilt es offensichtlich zu erkennen. Aber wie auch immer sich dieser Prozess gestaltet, aus meiner bald 40-jährigen Erfahrung mit Shiatsu kann ich sagen, dass sich in ihm eine große Weisheit verbirgt – und manchmal eben auch offenbart.

Shiatsu in Ost und West

Wir haben gesehen, dass Shiatsu in jedem Menschen anders wirkt und dass die Unterschiede mit den Unterschieden in den Menschen zu tun haben. Nun gibt es neben den individuellen Unterschieden natürlich auch kulturelle. Die Vorstellungswelten und Werteordnungen unterscheiden sich beträchtlich.

Während bei uns die individuelle Verwirklichung einen hohen Stellenwert hat, spielt sie im ganzen asiatischen

Kulturkreis eine vergleichsweise geringe Rolle. Dort haben das Kollektiv und die Unterordnung unter die Interessen des Kollektivs einen hohen Stellenwert. Zu diesem Denken und Fühlen werden die Menschen dort von klein auf erzogen. Harmonie entsteht dann, wenn die Menschen ihre eigenen Interessen hintanstellen.

Die Erfahrungsberichte aus den Tiefeninterviews spiegeln die Sicht und das Erleben von Menschen aus unserem Kulturkreis wider. In ihnen finden sich Erfahrungen, die wir mithilfe der im Westen entwickelten Psychologie verstehen können, wie auch solche, zu denen wir mit dem Erfahrungswissen östlicher Kulturen eher Zugang finden. Von daher finde ich es sinnvoll, bei der weiteren Erforschung von Shiatsu – und da stehen wir erst ganz am Anfang – auf östliches *und* westliches Wissen zurückzugreifen. Im Erfahrungsfeld des Shiatsu fließen Ost und West zusammen.

> *Willst du etwas wissen, so frage einen*
> *Erfahrenen und keinen Gelehrten!*
> *(Chinesische Weisheit)*

Traditionell spielt im Osten die Erfahrung und das aus ihr gewonnene Wissen eine größere Rolle als bei uns, wo die von außen betrachtende Wissenschaft eine Deutungshoheit für sich in Anspruch nimmt. Vielleicht führen Shiatsu und andere Erfahrungsfelder uns in ein „postwissenschaftliches Zeitalter", in dem wir auf die

Errungenschaften der Wissenschaft zurückgreifen, ohne das Unergründliche und Unbegreifliche aus unserem Leben zu verbannen, und in dem Denken und Spüren uns wie die zwei Schwingen eines Vogels helfen, uns fortzubewegen.

Ich möchte dieses Buch nicht abschließen, ohne darauf hinzuweisen, dass es in dem *Projekt Tiefeninterviews* um die Erforschung des *Wesens und Potenzials von Shiatsu* ging. Die Interviews wurden folglich mit Klientinnen und Klienten geführt, in deren Prozess sich das Potenzial von Shiatsu besonders deutlich gezeigt hat. Berührbarkeit und Offenheit, die Bereitschaft, etwas zu verändern und mit sich in Kontakt zu kommen, sowie die Sehnsucht, das Leben in seiner ganzen Tiefe in sich zu erfahren, begünstigen den Prozess, in dem sich dieses Potenzial mithilfe des Qi auch entfalten kann.

Der Sinn des Lebens ist das Leben selbst.
(Johann Wolfgang von Goethe)

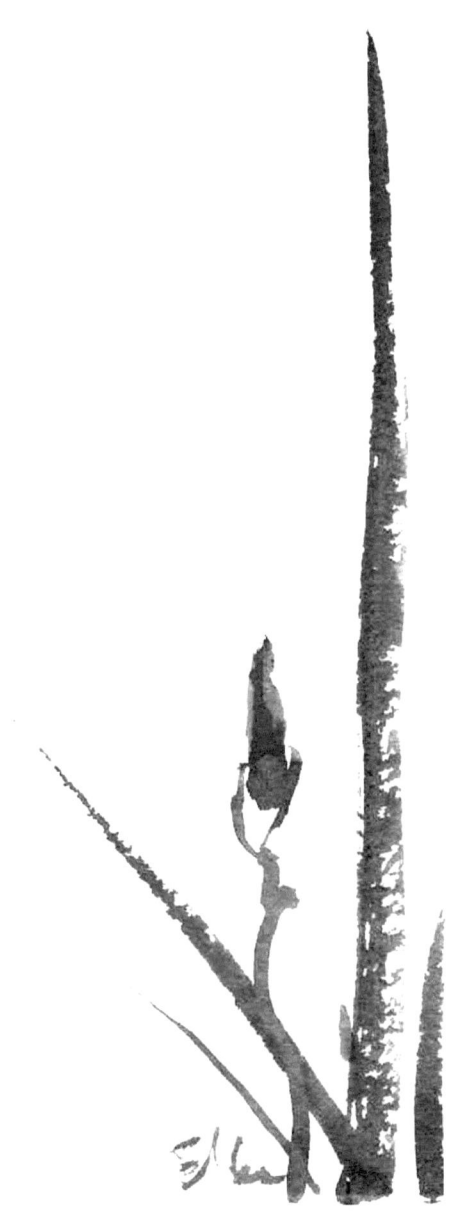

105

Danksagung

Ich möchte all denen danken, die dazu beigetragen haben, dass dieses Buch entstehen konnte: Shizuto Masunaga, der mir gezeigt hat, dass man das Qi spüren kann, den Klientinnen und Klienten, die sich meinen Händen anvertraut haben, meinen ersten Schülern, die von mir lernen wollten, was ich selbst damals noch nicht wusste, meinen Zen-, Qigong- und Taiji-Lehrern, die mir eine Welt offenbart haben, die ich im Shiatsu wiederfand und Elke, meiner Frau, die das tiefe Interesse am Wunder des Lebens mit mir teilt.

Und ich danke allen Kolleginnen und Kollegen, die die Interviews durchgeführt haben, den und natürlich den Klientinnen und Klienten, die bereit waren, sich interviewen zu lassen – ohne sie wären diese Schätze nicht zutage befördert worden. Ich danke Karin Koers, Sylvia Münch und Bruno Endrich, die mit mir zusammen an der Auswertung gearbeitet haben. Nicht zuletzt danke ich Toni und Gottfried Sauer und Barbara Murakami für die Durchsicht des Manuskripts und ihre Korrekturhinweise und Vera Hölter für die Gestaltung des Buches, sowie Elke Adamek-Schrievers für die Tuschmalereien.

Und dann noch etwas ganz Wichtiges: Ich bedanke mich bei Ihnen, liebe Leserin und lieber Leser, für Ihr Interesse am Shiatsu! Sie tragen damit dazu bei, dass Shiatsu in unserer Gesellschaft den Platz bekommt, der ihm gebührt!